JN449083

Чем я могу В

김상현 지음

의료관광 실무 러시아어

현직 간호사들을 위한 러시아어 가이드북

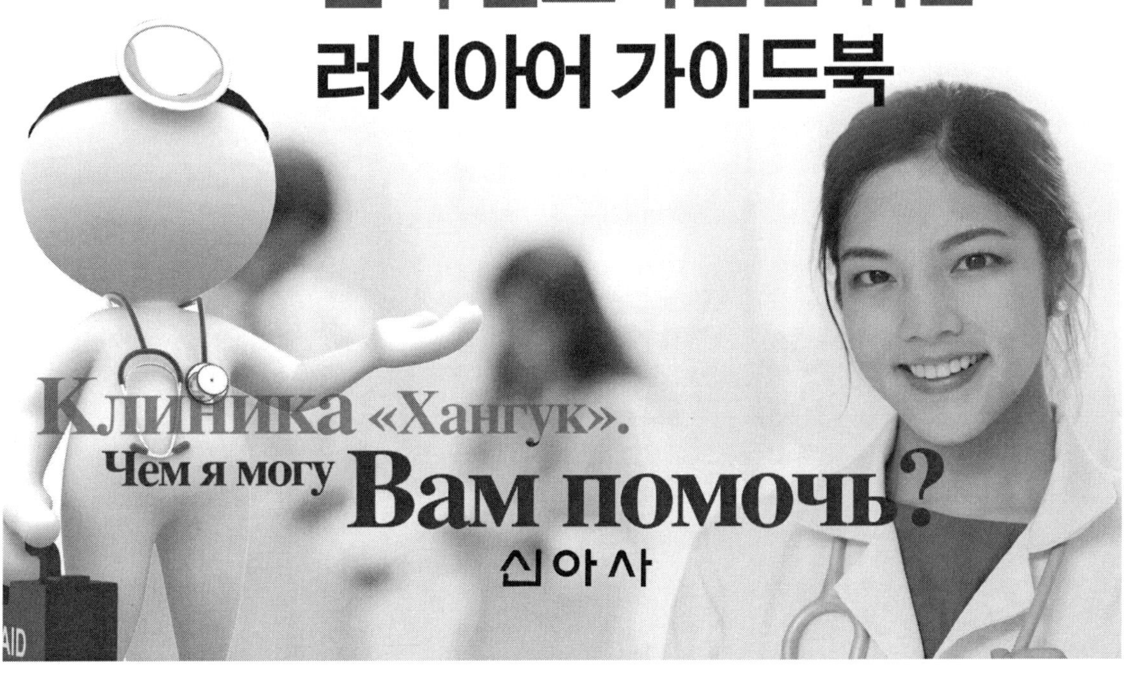

신아사

머리말

보건복지부 통계에 따르면 2013년 러시아어권으로 분류되는 러시아, 카자흐스탄, 우즈베키스탄의 연 환자수는 13만 7,467명으로 중국을 제치고 가장 높게 나타났고, 의료비 지출 규모 또한 가장 큽니다.

하지만 의료관광 분야에서 늘어나는 러시아어 수요만큼 의료지식을 갖춘 언어 구사자의 공급이 크게 부족한 현실입니다. 러시아어 전공자들은 의료지식의 부재로 국제의료관광코디네이터 자격증을 취득하는데 다소 어려움이 있고, 의료지식을 갖춘 간호사들은 반대로 언어적 소양의 결핍으로 자격증 취득에 어려움이 있습니다.

국내 현황을 살펴보면, 러시아어권의 대부분 환자들은 특정 일부 대형병원에 집중되는 현상을 보여주고 있으며, 환자들과의 소통 문제는 러시아어권 환자를 유치하고자 희망하는 의료기관들의 당면한 문제들 중 가장 큰 문제입니다. 의사와 환자 사이 중요한 커뮤니케이션은 전문 의료통역사가 담당을 하지만, 체류형 장기입원 환자들의 경우 병원에 있는 시간이 많은 만큼 의료코디네이터나 간호사들의 도움을 많이 받게 되지요. 24시간 의료코디네이터가 환자를 케어하고 통역을 제공하기에 무리가 많이 따르는 것 또한 현실입니다.

본 교재는 의료현장에서 외국인들과 밀착 동행하는 의료코디네이터와 함께, 환자들과 접촉이 가장 많은 간호사들에게 실질적 도움을 주고자 만들어졌습니다. 내용은 상황별 대화문 형식으로 구성되어 있으며, 전문 의료용어를 적절히 사용한 본 교재의 장점은 의료코디네이터에게도 도움이 되지만, 무엇보다 모든 대화에 한국어로 원어에 가까운 러시아어 발음을 표기함으로써 러시아어 기초 단계 정도의 실력을 갖춘 간호사들을 위한 가이드북으로 많은 도움을 줄 수 있다는 데 있습니다.

말을 전달할 때 필요한 강세, 억양 등의 기초 테그닉은 짧은 시간 학습으로 러시아어 비전공자인 간호사들도 빠르게 습득할 수 있습니다.

그런 다음 가이드북으로 이 책을 활용한다면 병원을 찾는 러시아어권 환자들에게 모국어로의 대화를 통해 심적인 안정과 더 가까워질 수 있는 계기를 마련해 줄 것입니다.

현대 의료관광의 흐름을 보면, 의료수준에 준하여 환자들이 느끼는 기타 서비스의 만족과 소통의 원활함이 환자 유치에 큰 영향을 주고 있습니다. 본 가이드북을 활용한 간호사와 환자간 소통의 확대는 향후 잠재 러시아어권 고객들에게 병원의 인지도를 크게 상승시켜줄 수 있는 계기를 만들어 줄 것입니다.

이 책의 집필을 위해 본국에서 의료 경험과 한국에서 의료통역사 및 국제의료코디네이터의 풍부한 경험을 바탕으로, 외래 및 입원환자들과 사이에서 일어날 수 있는 상황별 러시아어 표현에 감수를 도와준 유가이 나탈리야 선생님께 감사의 뜻을 표합니다.

2015년 여름

저자 김상현

목차

PART 1

외래 진료

1

Амбулаторное отделение 외래병동

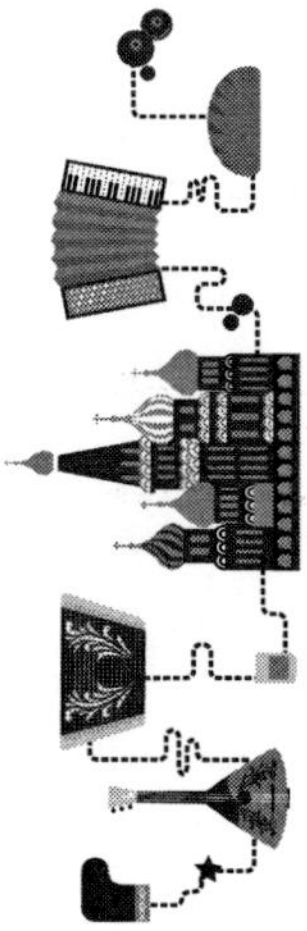

PART 2

입원치료

2

больничная палата 입원병동

Чем я могу В

의료관광 실무 러시아어

현직 간호사들을 위한 러시아어 가이드북

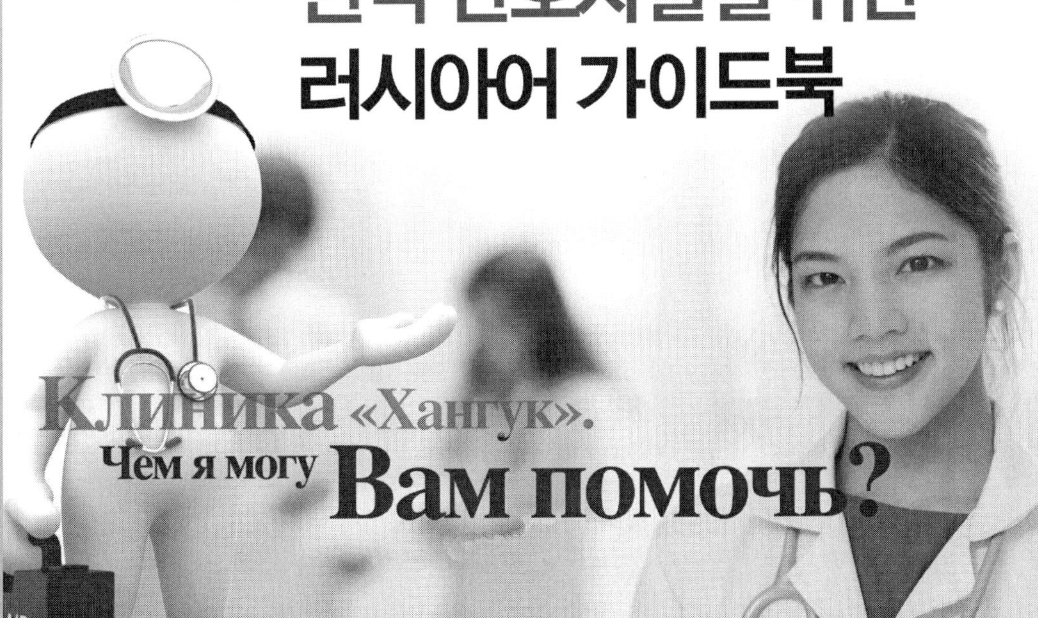

PART I.

Амбулаторное лечение

외래 진료

현직 간호사들을 위한
러시아어 가이드북

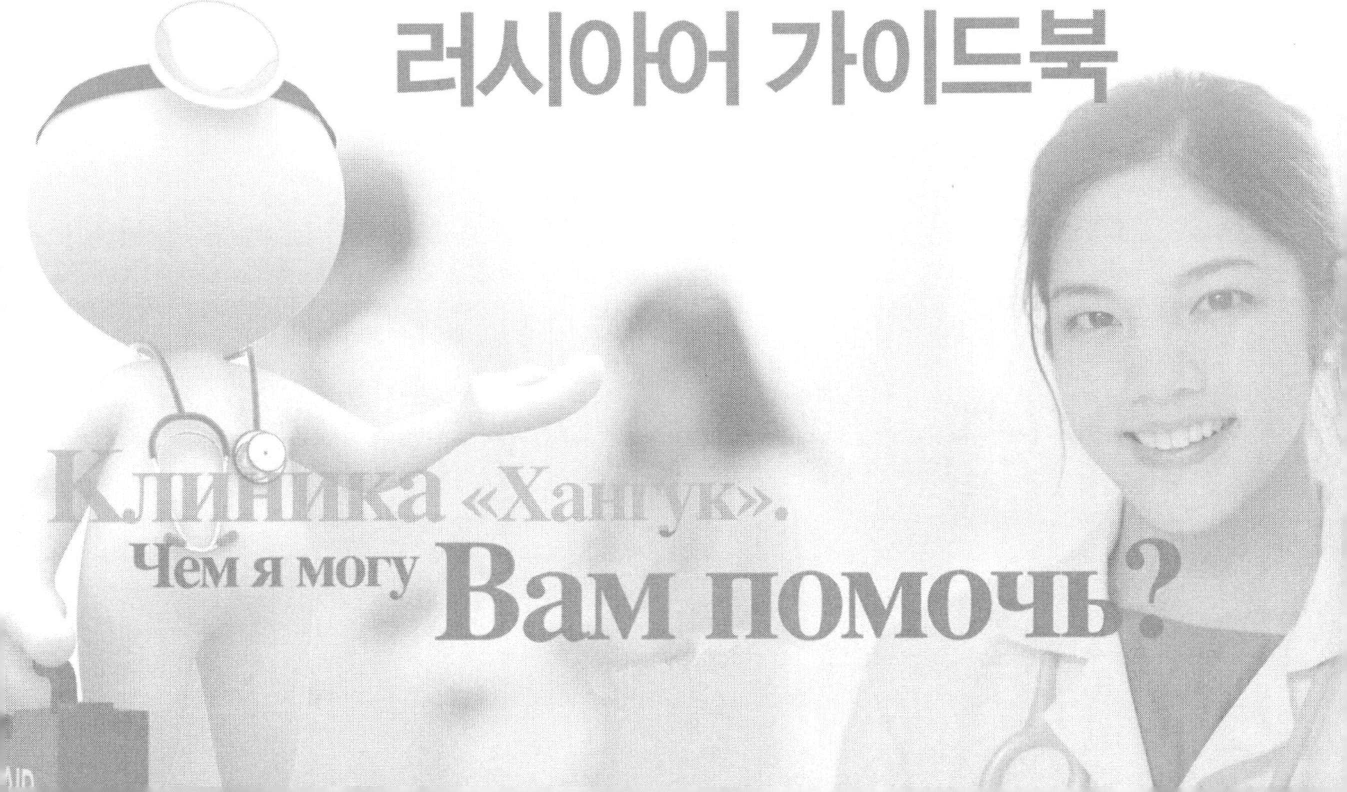

1 Амбулаторное отделение 외래병동

암부라또르노예 앗젤레니에

1 Запись на прием по телефону 전화로 예약하기

자삐시 나 쁘리욤 빠젤레포누

Медсестра
간호사

Клиника «Хангук». Чем я могу вам помочь?
한국병원입니다. 어떻게 도와드릴까요?
끌리니까 "한국". 쳄 야 마구 밤 빠모취?

Пациент
환자

Я бы хотел записаться на прием к доктору Ким.
김 박사님의 진료를 예약하고 싶습니다.
야 븨 하쩰 자삐사쨔 나쁘리욤 크독또루 킴.

Медсестра
간호사

Вы впервые обращаетесь в нашу клинику?
저희 병원은 처음이십니까?
븨 브뻬르븨에 아브라샤이졔시 브나슈 끌리니꾸?

Пациент
환자

Да, в первый раз.
네, 그렇습니다.
다, 브뻬르븨 라스.

Медсестра
간호사

Назовите ваше имя и пожалуйста оставьте номер телефона.
성함과 전화번호 부탁드립니다.
나자비쩨 바쉐 이먀 이 빠좔스따 아스타비쩨 노메르 쩰레포나.

Пациент

Меня зовут Иван Иванович, мой номер телефона 223-2562.
환자이름은 이반 이바노비치이고, 전화번호는 223-2562입니다.
미냐 자붓 이반 이바노비치, 모이 노메르 쩰레포나 드베스찌 드밧짯찌 뜨리 드밧짯찌 삐얏찌 쉬지샷 드바.

Медсестра
간호사

Хорошо. Иван Иванович, на какой день записать вас?
알겠습니다. 이반 이바노비치씨 예약은 언제로 할까요?
하라쇼. 이반 이바노비치, 나까꼬이 젠 자삐사찌 바스?

Пациент Чем быстрее, тем лучше. Возможно ли на следуюшей неделе?
환자 빠를수록 좋겠는데, 다음 주에 가능할까요?
쳄 븨스뜨레예, 쪰 루쉐. 바즈모즈너 리 나슬레두유쉐이 니젤예?

Медсестра Подождите немного, я проверю. На следующей неделе свободно в среду в 11 часов.
빠다즈지쩨 니므노거, 야 쁘라베류. 나슬레두유쉐이 니젤예 스바보드너 브스레두 브아진나짯찌 치솝.
간호사 잠시만 기다려주세요. 확인해 보겠습니다. 다음 주 수요일 11시가 비어 있어요.

Пациент А можно в тот же день, только во второй половине дня?
환자 그날 오후에는 안 되나요?
아 모즈너 브똣 줴 젠, 똘꺼 바브따로이 빨라비녜 드냐?

Медсестра Минуточку ... После обеда свободно в 15.
간호사 잠시만요 … 오후에는 3시가 비어 있습니다.
미누또치꾸 … 뽀슬레 아베다 스바보드너 브삣드나짯찌.

Пациент Тогда запишите меня на прием в 15.
환자 그럼 오후 3시로 예약해 주세요.
따그다 자삐시쩨 미냐 나쁘리욤 브삣드나짯찌.

Медсестра У вас прием на следующей неделе в 15. Необходимо подойти за 10 минут до начала приёма, чтобы заполнить несколько бланков.
간호사 다음 주 수요일 3시로 예약되었습니다. 예약시간 10전까지 오세요. 오셔서 작성해야 할 양식들이 있습니다.
우 바스 쁘리욤 나슬레두유쉐이 니젤예 브 삣드나짯찌. 니아브하지모 빠다이찌 자제시찌 미늣 다나찰라 쁘리요마, 쉬또븨 자뽈니찌 녜슬꼴꺼 블란꼬프.

Пациент Да, спасибо.
환자 네, 감사합니다.
다, 스빠시버.

Медсестра Пожалуйста.
간호사 천만에요.
빠좔스따.

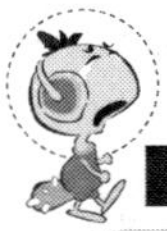

새로운 표현

Резервировать, бронировать, заказывать 예약하다, 기입하다
Регистрировать, резервировать, записываться 등록하다(자신을), 예약하다
Записаться на врачебный приём 진료를 예약하다
Чем быстрее, тем лучше 빠를수록 좋다
во второй половине дня 오후에

Прием без предварительной записи 당일진료
쁘리욤 베스 쁘레드바리쪨노이 자삐시

Пациент Я пришел без записи, можно ли попасть на прием?
환자 예약은 안 했는데, 진료를 받을 수 있을까요?
야 쁘리숄 베스 자삐시, 모지너리 빠빠스찌 나쁘리욤?

Медсестра Что вас беспокоит?
간호사 무슨 일이신데요?
쉬또 바스 베스빠꼬잇?

Пациент У меня температура, кашель, даже тяжело стоять.
환자 머리에 열이 있고, 기침이 나고, 서 있기조차 힘들어요.
우 미냐 쪰뻬라뚜라, 까쉘, 다줴 찌즐로 스따야찌.

Медсестра Минуточку... Я поищу варианты, чтобы пройти осмотр. Вы сможете пройти прием в промежутке между пациентами по записи.
간호사 잠시만요, 어떻게 방법을 찾아볼게요. 예약 환자들 사이에 시간을 만들어 드릴께요.
미누또치꾸… 야 빠이슈 바리안띄 쉬또븨 쁘라이찌 아스모뜨르. 븨 스모쥐쩨 쁘라이찌 쁘리욤 브쁘로메주뜨께 메즈두 빠찌엔따미 빠자삐시.

Пациент Спасибо.
환자 고맙습니다.
스빠시버.

Медсестра Придется подождать некоторое время, сегодня много пациентов по записи.
간호사 그런데 조금 기다려야 할 것 같아요. 오늘은 대기 환자들이 많네요.
쁘리좃쨔 빠다즤다찌 니까또로예 브레먀, 씨보드냐 므노거 빠찌엔또프 빠자삐시.

Пациент Хорошо, большое спасибо.
환자 괜찮습니다. 정말 감사해요.
하라쇼, 발쇼에 스빠시버.

Медсестра Пожалуйста. Вы впервые обращаетесь в нашу клинику?
간호사 천만에요. 그런데 저희 병원은 처음인가요?
빠잘스따. 븨 브뻬르븨에 아브라샤이쩨시 브나슈 끌리니꾸?

Пациент Да, впервые.
환자 예, 처음입니다.
다, 브뻬르븨에.

Медсестра Вы можете представиться?
간호사 성함이 어떻게 되나요?
븨 모쥐쩨 쁘렛스따비쨔?

Пациент Меня зовут Иван Иванович.
환자 이반 이바노비치입니다.
미냐 자붓 이반 이바노비치.

Медсестра Подождите немного здесь. Когда подойдет очередь, я вас позову.
간호사 앞에서 기다리세요. 차례가 되면 호명할 거예요.
빠다즈지쩨 니므노거 즈제시. 까그다 빠다이좃 오체레지, 야 바스 빠자부.

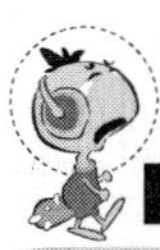

새로운 표현

Предварительный 사전의, 미리
Запись, бронь, резервация 기입, 예약
Получать амбулаторное лечение 진료를 받다
Кашель 기침
Много пациенто по записи 예약환자가 많은

Смена даты приема по телефону 전화로 예약변경
스메나 다띄 쁘리요마 빠 쩰레포누

Пациент Алло. Это клиника «Хангук»?
환자 여보세요. 한국병원인가요?
알료. 에떠 끌리니까 "한국"?

Медсестра Да, чем я могу вам помочь?
간호사 네, 무엇을 도와드릴까요?
다, 쳄 야 마구 밤 빠모치?

Пациент Я хочу изменить дату приема к врачу.
환자 예약을 변경하고 싶어요.
야 하추 이즈메니찌 다뚜 쁘리요마 크브라츄.

Медсестра Назовите ваше имя и сообщите на какое число у вас запись?
간호사 성함은 어떻게 되고, 예약 시간은 언제였나요?
나자비쩨 바쉐 이먀 이 싸압쉬쩨 나까꼬예 치슬로 우 바스 자삐시?

Пациент Меня зовут Ольга Александровна, запись на следующей неделе в четверг в 11.00.
환자 이름은 올가 알렉산드로브나고, 다음 주 목요일 11시 예약입니다.
미냐 자붓 올가 알렉산드로브나, 자삐시 나 슬레두유쉐이 니젤예 브치뜨베르크 브아진나 쨧찌.

Медсестра Я проверю. На какое число вас записать?
간호사 확인해 볼게요. 자, 그럼 언제로 변경을 원하나요?
야 쁘라베류. 나까꼬에 치슬로 바스 자삐사찌?

Пациент Если возможно, в пятницу после обеда?
환자 가능하면 다음날 오후로 될까요?
예슬리 바즈모즤너, 브삐얏뜨니쭈 뽀슬레 아베다?

Медсестра Минуточку. Я проверю график приема. В пятницу после обеда прием весь расписан.
간호사 잠시만요. 예약 스케줄을 확인해 볼게요. 다음날 오후는 예약이 다 찼습니다.
미누또치꾸. 야 쁘라베류 그라픽 쁘리요마. 브삐얏뜨니쭈 뽀슬레 아베다 쁘리욤 벳시 라스삐산.

Пациент А можно ли в первой половине дня?
환자 그럼 그날 오전은 어떤가요?
아 모즈너 리 브뻬르보이 빨라비녜 드냐?

Медсестра Да, возможно, на какое время вас записать?
간호사 오전은 가능합니다. 몇 시로 예약 변경해 드릴까요?
다, 바즈모즈너, 나까꼬에 브레먀 바스 자삐사찌?

Пациент В любое время.
환자 오전은 아무 때나 좋습니다.
브류보에 브레먀.

Медсестра Тогда я изменю дату приема на 10 часов утра. Удобное для вас время?
간호사 오전 10시로 예약 변경해 드렸습니다. 괜찮은가요?
따그다 야 이즈메뉴 다뚜 쁘리요마 나 제시찌 치솝 우뜨라. 우도브노예 들랴 바스 브레먀?

Пациент Да, спасибо.
환자 예, 감사합니다.
다, 스빠시버.

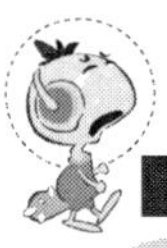

새로운 표현

Врачебный прием 의사 진료
Проверить 확인하다
Проверить график приема 접수 스케줄을 확인하다

Отмена предварительной записи 예약취소
아뜨메나 쁘레드바리젤노이 자삐시

Пациент Поликлиника «Хангук»?
환자 한국병원이죠?
빨리끌리니까 "한국"?

Медсестра Да, чем я могу вам помочь?
간호사 네, 무엇을 도와드릴까요?
다, 쳄 야 마구 밤 빠모치?

Пациент Я хочу отменить запись на прием.
환자 예약을 취소하고 싶습니다.
야 하추 아뜨메니찌 자삐시 나쁘리욤.

Медсестра Представьтесь пожалуйста? На какое число у вас запись?
간호사 성함과 예약 날짜를 말씀해 주시겠어요?
쁘렛스따비쩨시 빠잘스따? 나 까꼬에 치슬로 우 바스 자삐시?

Пациент Меня зовут Ольга Александровна, я записана на 6(шестое) мая в 15.
환자 올가 알렉산드로브나이고 5월 6일 오후 3시 예약입니다.
미냐 자붓 올가 알렉산드로브나, 야 자삐사나 나 쉐스또에 마야 브삣뜨나짯찌.

Медсестра Хорошо. Почему вы хотите отменить запись?
간호사 네, 그런데 왜 예약을 취소하려는 지요?
하라쇼, 빠쵀무 븨 하찌쩨 아뜨메니찌 자삐시?

Пациент Похоже, что я уже поправилась.
환자 몸 상태가 좋아진 거 같아요.
빠호줴, 쉬또 야 우줴 빠쁘라빌라시.

Медсестра Хорошо. Я отменю прием.
간호사 예 그렇군요. 다행입니다. 예약을 취소해 드릴께요.
하라쇼. 야 아뜨메뉴 쁘리욤.

Пациент Спасибо.
환자 감사합니다.
스빠시버.

Медсестра Пожалуйста. Спасибо за звонок.
간호사 천만에요. 전화 주셔서 감사합니다.
빠잘스따. 스빠시버 자즈바녹.

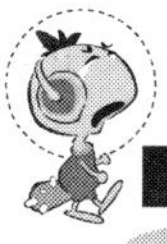

새로운 표현

Отменить 취소하다
Представьтесь 소개를 부탁합니다
Поправиться (о здоровье), улучшиться 좋아졌다

2 Сбор медицинского анамнеза 병력 기록하기
즈보르 메지찐스꼬보 아남네자

Медсестра Доброе утро! Вы впервые в нашей клинике?
간호사 안녕하세요! 저희 병원은 처음이시죠?
도브레 우뜨러! 븨 브뻬르븨에 브나쉐이 끌리니께?

Пациент Да, впервые.
환자 네, 여기는 처음입니다.
다, 브뻬르븨에.

Медсестра Можно ли задать вам несколько вопросов, для сбора анамнеза и оценки здоровья в данный момент?
간호사 진료에 도움이 되고자 과거 병력과 현재 건강상태에 대한 질문을 드려도 될까요?
모즤너리 자다찌 밤 녜슬꼴꺼 바쁘로소프, 들랴 즈보라 아남네자 이 아쩬끼 즈다로비야 브 단늬 마멘뜨?

Пациент Да, я постараюсь дать полноценные ответы.
환자 네, 최대한 자세히 답변해 드릴께요.
다, 야 빠스따라유시 다찌 뽈너쩬늬에 아뜨베띄.

Медсестра Ваши родители живые? Нет ли наследственных заболеваний?
간호사 부모님은 생존해 계시고, 특별한 병력은 없는지요?
바쉬 라지쩰리 쥐브이에? 녯뜨 리 나슬레드스뜨벤늬흐 자발레바니이?

Пациент Оба родители живы и здоровы.
환자 두분 모두 생존해 계시고, 건강하십니다.
오바 라지쩰리 즤븨 이 즈다로븨.

Медсестра Вы когда-нибудь проходили стационарное лечение?
간호사 과거에 입원 하신 적 있습니까?
븨 까그다-니붓지 쁘라하질리 스따찌아나르노에 리췌니에?

Пациент Нет.
환자 아뇨, 없습니다.
녯.

Медсестра За последние 5 лет проводились ли какие-нибудь операции?
간호사 최근 5년간 수술 받으신 적은 있나요?
자 빠슬레드니에 삐얏찌 렛 쁘라바질리시 리 까끼에-니붓지 아뻬라찌이?

Пациент Нет.
환자 아니요.
녯.

Медсестра Есть ли сахарный диабет, артериальная гипертензия или другие хронические заболевания?
간호사 고혈압이나 당뇨 같은 만성적인 질환에 대해 치료 받고 계십니까?
예스찌리 사하르늬 지아벳, 아르쩨리알나야 기뻬르젠지야 일리 드루기에 흐라니체스끼에 자발레바니야?

Пациент Нет.
환자 없습니다.
녯.

Медсестра Есть ли аллергия на что-либо?
간호사 알레르기는 있나요?
예스찌리 알레르기야 나쉬또-리버?

Пациент До настоящего момента не было.
환자 아직까지는 없었어요.
다나스따야쉐보 마멘따 녜 브일러.

Медсестра Принимаете какие-либо лекарственные препараты в данный момент?
간호사 복용하고 있는 약물이 있나요?
쁘리니마이쩨 까끼에-리버 리까르스트벤뉘에 쁘리빠라띄 브단늬 마멘뜨?

Пациент Витамины в том числе?
환자 비타민도 포함해서요?
비따민늬 브똠 치슬레?

Медсестра Нет, исключая препараты для здоровья.
간호사 아니요, 건강보조용은 제외하고요.
녯, 이스끌류챠야 쁘리빠라띄 들랴 즈다로비야.

Пациент В таком случае нет.
환자 그렇다면 아니요.
브따꼼 슬루치이 녯.

Медсестра Спасибо. Опрос закончен.
간호사 감사합니다. 다 됐습니다.
스빠시버. 아쁘로스 자꼰첸.

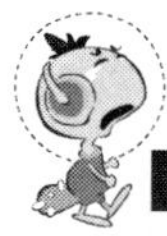

새로운 표현

Анамнез 병력
полноценный ответ 완전한 답변
наследственные заболевания 유전질환
стационарный 부동의, 정지하는
стационарный больной 입원환자
стационарное лечение 입원치료
сахарный диабет 당뇨병
артериальная гипертензия 동맥 고혈압
хронические заболевания 만성질환
лекарственные препараты 약물
препараты для здоровья 건강보조약제

3 Пульмонологическое отделение 전화로 예약하기
뿔마말라기체스꼬에 앗젤레니에

Пациент Несколько дней я простудился, а сейчас появился сильный кашель.
환자 얼마 전에 감기에 걸린 이후로 기침을 많이 합니다.
녜슬꼴꺼 드녜이 야 쁘라스뚜질샤, 아 시챠스 빠이빌샤 씰늬 까쉘.

Медсестра Мокрота тоже выделяется?
간호사 가래도 뱉으시나요?
마끄라따 또줴 븨젤야엣쨔?

Пациент Да, немного. При дыхании есть боль.
환자 네, 조금요. 숨쉴 때 통증이 있어요.
다, 니므노거. 쁘리 듸하니 예스찌 볼.

Медсестра У вас хриплый голос.
간호사 목소리도 쉬었네요.
우 바스 흐리쁠릐 골러스.

Пациент При кашле, если он затяжной, появляется одышка. После этого возникает боль.
환자 기침할 때, 기침을 연속으로 하고 숨이 차요. 나중에는 가슴이 아픈 느낌이 들어요.
쁘리 까쉴레, 예슬리 온 자찌즤노이, 빠이블랴엣쨔 아디쉬까. 뽀슬레 에떠버 바즈니까옛 볼.

Медсестра Когда вы простыли?
간호사 감기는 얼마나 되었나요?
까그다 븨 쁘라스뜨일리?

Пациент Примерно 3 недели назад. В прошлый раз доктор сказал, что как осложнение простуды развился бронхит.
환자 거의 3주쯤 되었어요. 지난번에 의사선생님 말씀이 감기가 악화되어 기관지염이 되었답니다.
쁘리메르너 뜨리 니젤리 나잣. 브 쁘로쉴르이 라스 독또르 스까잘, 쉬또 깍 아슬라즈네니에 쁘라스뚜듸 라즈빌샤 브란힛.

Медсестра Состояние постепенно ухудшается?
간호사 그렇군요. 컨디션은 나빠지고 있나요?
싸스따야니에 빠스쩨뻰너 우후드샤엣쨔?

Пациент По-моему да.
환자 네, 그런 것 같아요.
빠-마에무 다.

Медсестра Надеюсь, это не пневмония. Во время приема, доктор послушает легкие (проведет аускультацию).
간호사 폐렴까지 가지 않기를 바래요. 의사선생님이 진찰하실 때, 폐 소리도 들어보실 거예요(청진기 사용).
나제유시, 에떠 니 쁘니브마니야. 바브레먀 쁘리요마, 독또르 빠슬루샤옛 료흐끼에

(После приема) (의사선생님 진료 후)

Медсестра Доктор назначил вам рентген грудной клетки.
간호사 선생님이 흉부 엑스레이 촬영을 지시하셨습니다.
독또르 나즈나칠 밤 렌트겐 그루드노이 끌레뜨끼.

Пациент Куда нужно идти?

환자 어디로 가면 됩니까?

꾸다 누즈너 이찌?

Медсестра Оплатите на 1-ом этаже и поднимитесь на 2-ой этаж в отделение лучевой диагностики. Там запишитесь на прием.

간호사 1층에서 수납하시고 2층 방사선과로 가세요. 거기서 예약하시면 됩니다.

아쁠라찌쩨 나뻬르봄 에따줴 이 빠드니미쩨시 나브따로이 에따쉬 브앗젤레니에 루체보이 지아그노스찌끼. 땀 자삐쉬쩨시 나쁘리욤.

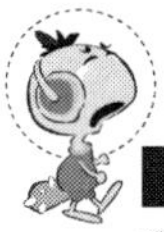

새로운 표현

пульмонология 폐장 질환학
Выделения, выделяться 분비물, 분비물이 나오다
хриплый голос 쉰 목소리
бронхит 기관지염
пневмония 폐렴
рентген 엑스레이
провести аускультацию 청진을 하다
отделение лучевой диагностики 방사선과

4 Кардиологическое отделение 심장내과

까르지알라기체스꼬에 앗젤레니에

Пациент Мой лечащий врач выдал мне направление и я пришел на прием к кардиологу ...

환자 안녕하세요. 제 주치의가 의뢰서를 써 주셔서 심장전문선생님을 뵈러 왔어요.

모이 리챠쉬 브라치 브이달 므녜 나쁘라블레니에 이 야 쁘리숄 나쁘리욤 크까르지올로구 …

Пациент Также при профосмотре я узнал, что у меня повышено артериально давление.

환자 그리고 정기검진에서 고혈압이 발견되었어요.

딱줴 쁘리 쁘라파스모뜨레 야 우즈날, 쉬또 우 미냐 빠브이쉔너 아르쩨리알너 다블레니에.

Медсестра Понятно. Давайте посмотрим направление. Повышено АД, также значительно повышен холестерин крови.

간호사 알겠습니다. 의뢰서를 한번 볼까요. 고혈압이 있고 콜레스테롤 수치가 꽤 높네요.

빠냐뜨너. 다바이쩨 빠스모뜨림 나쁘라블레니에. 빠브이쉔너 아드, 딱줴 즈나치쩰너 빠브이쉔 할레스테린 끄로비.

Пациент К тому же, по утрам, когда я встаю в груди есть боль.

환자 게다가 아침에 일어나면 가슴에 통증이 있어요.

끄 따무 줴, 빠우뜨람, 까그다 야 브스따유 브그루지 예스찌 볼.

Медсестра Есть другие симптомы?

간호사 그렇군요. 그런데 다른 증상은 없나요?

예스찌 드루기에 심쁘또믜?

Пациент Когда поднимаюсь по лестнице, тут же возникает одышка.

환자 계단을 오르내릴 때 금방 숨이 차요.

까그다 빠드니마유시 빠레스니쩨, 뜻 줴 바즈니까옛 아듸쉬까.

Медсестра Вы занимаетесь спортом регулярно?

간호사 운동은 정기적으로 하세요?

븨 자니마이쩨시 스뽀르똠 리굴랴르너?

Пациент Нет. После работы нет времени и сил на спорт. На работе много стрессов.

환자 아니요. 일이 끝나면 운동할 시간도 없고 힘이 없어요. 직장이 스트레스가 많습니다.

녯. 뽀슬레 라보띄 녯 브레메니 이 씰 나스뽀르뜨. 나라보쩨 므노거 스뜨레쏘프.

Медсестра Пройдите в кабинет, вас примет врач. Войдите.

간호사 들어가 보세요 선생님이 진찰하실 거예요.

쁘라이지쩨 브까비녯, 바스 쁘리묫 브라치. 바이지쩨.

(После врачебного приема) (의사선생님 진료 후)

Медсестра Доктор назначил вам ЭКГ сердца (электрокардиография).

간호사 선생님이 심전도 검사를 지시하셨습니다.

독또르 나즈나칠 밤 에까게 세르짜. (엘렉뜨로까르지오그라피야)

Пациент Дело серьезное?

환자 나쁜가요?

젤러 시료즈노에?

Медсестра Также необходимо сдать анализы крови и мочи.
간호사 그리고 혈액 검사와 소변 검사를 하셔야 됩니다.
딱줴 니아브하지모 즈다찌 아날리즤 끄로비 이 모치.

Пациент Куда нужно обратиться?
환자 어디에서 할 수 있죠?
꾸다 누즈너 아브라찌쨔?

Медсестра Оплатите сначала, затем на 3-ем этаже в кардиоцентре запишитесь на обследование.
간호사 수납 하시고 3층 심장센터에서 예약하세요.
아쁠라찌쩨 스나찰라, 자쩸 나뜨레찌옘 에따줴 브까르즈지아쩬뜨레 자삐시쩨시 나압슬레더바니에.

새로운 표현

- **лечащий врач** 주치의
- **профосмотр** 건강진단
- **одышка** 숨이 참, 호흡곤란
- **кардиоцентр** 심장센터
- **кардиология** 심장의학
- **холестерин** 콜레스테롤
- **электрокардиография** 심전도

5 Гастроэнтерологическое отделение 소화기내과
가스뜨라엔쩨랄라기체스꼬에 앗젤레니에

Пациент Здравствуйте. У меня проблемы с желудком.
환자 안녕하세요. 위가 불편합니다.
즈드라스뜨부이쩨. 우 미냐 쁘라블레믜 즈젤루드꼼.

Медсестра Какие у вас симптомы?
간호사 증상이 어떤지 말씀해 주겠어요?
까끼에 우 바스 심쁘또믜?

Пациент У меня плохое пищиварение и изжога.
환자 소화가 잘 안 되는지 속이 쓰려요.
우 미냐 쁠라호에 삐쉬바레니에 이 이즈죠가.

Медсестра Что вы ели на обед? Возможно, что вы употребили в пищу продукты с истёкшим сроком годности?

간호사 점심 식사로 무엇을 드셨나요? 상한 것 먹지는 않았나요?

쉬또 븨 옐리 나아벳? 바즈모즈너, 쉬또 븨 우빠뜨레빌리 브삐슈 쁘라둑띄 스이스쬬끄쉼 스로꼼 고드노스찌?

Пациент Даже не знаю. Вроде бы нет, я немного переел. Когда я ложусь меня тошнит и принимаю антациды.

환자 글쎄요. 그렇지는 않은 것 같은데, 좀 과하게 먹긴 했어요. 누워 있으면 신물이 올라와서 제산제를 복용하고 있어요.

다줴 니 즈나유. 브로제 븨 녯, 야 니므노거 뻬레엘. 까그다 야 라쥬시 미냐 따쉬닛 이 쁘리니마유 안따찌듸.

Медсестра Похоже, что дело серьезное. Вначале необходим осмотр врача, чтобы исключить гастрит или язву врач назначит вам эндоскопическое обследование.

간호사 문제가 있는 것 같군요. 일단 의사선생님께 진료를 받아봐야 알겠지만, 위염이나 궤양이 있는지 내시경검사를 권할지도 모르겠군요.

빠호줴, 쉬또 젤러 시료즈노에. 브나찰레 니아브하짐 아스모뜨르 브라챠, 쉬또븨 이스끌류치찌 가스트릿 일리 야즈부 브라치 나즈나칫 밤 엔다스까삐체스꼬에 압슬레더바니에.

(После осмотра) (진료가 끝나고)

Медсестра Как мы и предпологали, врач назначил вам эндоскопическое обследование. На 1-м этаже оплатите в кассе, и поднимитесь на 2-й этаж в отделение эндоскопического обследования.

간호사 걱정했던 대로 선생님께서 내시경검사를 지시 하셨네요. 1층 수납과에서 계산하시고 2층 내시경센터로 가세요.

깍 믜 이 쁘렛빨라갈리, 브라치 나즈나칠 밤 엔다스까삐체스꼬에 압슬레더바니에. 나삐르봄 에따줴 아쁠라찌쪠 브까세, 이 빠드니미쪠시 나브따로이 에따쉬 브앗젤레니에 엔다스까삐체스꼬보 압슬레더바니야.

Пациент Хорошо, а сколько времени на это уйдет?

환자 검사하는데 시간은 얼마나 걸리나요?

하라쇼, 아 스꼴꺼 브레메니 나에떠 우이죳.

Медсестра Вам сообщат об этом в диагностическом кабинете. Пройдите в кабинет диагностики и запишитесь на обследование.

간호사 검사실에서 얘기해줄 거예요. 우선 검사실로 가셔서 예약을 하셔야 합니다.

밤 싸압샷 아브에똠 브지아그나스찌체스꼼 까비네쩨. 쁘라이지쪠 브까비넷 지아그노스찌끼 이 자삐쉬쪠시 나압슬레더바니에.

Пациент Понятно. Спасибо.
환자 알겠습니다. 감사합니다.
빠냐뜨너. 스빠시버.

새로운 표현

гастроэнтерология 소화기
симптом, признак 징후
пищиварение 소화
изжога 속 쓰림
продукты с истекшим сроком годности 유통기한이 지난 식품들
антациды 제산제
эндоскопическое обследование 내시경검사
диагностический кабинет 검사실

6 Дерматологическое отделение 피부과
제르마딸라기체스꼬에 앗젤레니에

Сыпь на коже 피부 발진
스이삐 나꼬줴

- Мужчина пришел к дерматологу.
한 남성이 피부과를 방문했다.

Медсестра Какие у вас есть проблемы?
간호사 무슨 문제가 있으세요?
까끼에 우 바스 예스찌 쁘라블레믜?

Пациент На теле у меня появилась сыпь.
환자 몸통에 피부 발진이 생겼어요.
나쩰레 우 미냐 빠이빌라시 스이삐.

Медсестра Понятно. Когда она у вас появилась?
간호사 알겠습니다. 언제부터 그런 증세가 시작되었나요?
빠냐뜨너. 까그다 아나 우 바스 빠이빌라시?

Пациент 2-3дня назад появился зуд, но вчера он усилился.
환자 2~3일전부터 가렵기 시작하더니 어제부터 심해졌어요.
드바-뜨리 드냐 나잣 빠이빌샤 줏, 노 프체라 온 우씰릴샤.

Медсестра Может вы употребили продукты, вызывающие аллергию?
간호사 알레르기를 일으킬 만한 음식을 드셨나요?
모젯 븨 우빠뜨레빌리 쁘라둑띄, 븨즈이바유쉬에 알레르기유?

Пациент Нет. Я ел то, что ем каждый день.
환자 그렇지는 않아요. 매일 먹던 대로 먹었어요.
녯. 야 옐 또, 쉬또 옘 까즈듸 젠.

Медсестра А что именно вас беспокоит?
간호사 구체적인 증상은 어떤가요?
아 쉬또 이멘너 바스 베스빠꼬잇?

Пациент Сильно зудит. Особенно ночью настолько, что я не могу спать.
환자 아주 가려워요. 특히 밤에는 잠을 못 잘 정도예요.
씰너 주짓. 아쏘벤너 노치유 나스똘꺼, 쉬또 야 니 마구 스빠찌.

Пациент Я просыпаюсь во время сна, и если начну чесать, то чешу до крови.
환자 자다가 깨서 긁기 시작하면 피가 날 때까지 긁어야 되요.
야 쁘라씌빠유시 바브레먀 스나, 이 예슬리 나치누 치사찌, 또 치슈 다끄로비.

Медсестра Во-первых, необходим осмотр врача, и в зависимости от ситуации, нужно сдать анализ кожи на диагностику.
간호사 우선 의사선생님 진찰을 받아 보셔야 알겠지만, 경우에 따라선 피부 견본을 채취해서 임상병리실에서 분석을 해야 할 것 같아요.
바뻬르븨흐, 니아브하짐 아스모뜨르 브라챠, 이 브자비시모스찌 아뜨시뚜아찌이, 누즈너 즈다찌 아날리스 꼬쥐 나지아그노스찌꾸.

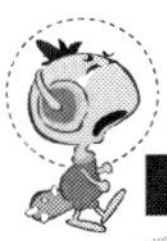

새로운 표현

дерматология 피부병학	**дерматолог** 피부과의사
зуд 가려움	**зудеть** 가려워지다
чесать 긁다	**чесать до корови** 피가 날 때까지 긁다.
осмотр 진찰	**диагностика** 진단학

Лазерная терапия 레이저 치료
라제르나야 쩨라삐야

- В клинику обратилась женщина.
한 여성이 클리닉으로 들어왔다.

Медсестра Добрый день! Чем вам помочь?
간호사 안녕하세요. 무엇을 도와드릴까요?
도브리 젠! 쳄 밤 빠모치?

Пациент Я бы хотела удалить родинки на лице. Можно ли удалить их лазером?
환자 얼굴에 난 점들을 빼고 싶은데요. 레이저 시술로 할 수 있나요?
야 븨 하쪨라 우달리찌 로진끼 날리쩨. 모즈너 리 우달리찌 이흐 라제롬?

Медсестра Да, конечно. Благодоря появлению лазера, можно легко избавиться от бородавок или родинок.
간호사 그렇습니다. 레이저 기술의 발전 덕분에 사마귀나 점을 쉽게 제거 할 수 있게 되었어요.
다, 까네쉬너. 블라가다랴 빠이블레니유 라제라, 모즈너 레흐꼬 이즈바비쨔 아뜨바라다복 일리 로지녹.

Пациент Как проводится эта процедура?
환자 시술 절차는 어떻게 되나요?
깍 쁘라보짓쨔 에따 쁘라쩨두라?

Медсестра Методика очень простая. На лицо наносится крем анестетик, через некоторое время лазерным лучом проводится удаление родинок.
간호사 절차는 비교적 간단합니다. 얼굴에 수술을 위한 마취크림을 바르고 잠시 기다렸다가 레이저를 이용해 치료를 합니다.
메또지까 오친 쁘라스따야. 날리쪼 나노싯쨔 끄렘 아니스쩨찍, 체레스 니까또로에 브레먀 라제르님 루춈 쁘라보짓쨔 우달레니에 로지넉.

Пациент Понятно.
환자 알겠습니다.
빠냐뜨너.

Медсестра В нашей клинике есть косметологическая программа по уходу за лицом, не хотите ли ее пройти?

간호사 저희 클리닉은 미용 프로그램을 운영하고 있는데, 한번 받아 보시는 게 어떤가요?

브나쉐이 끌리니께 예스찌 까스메딸라기체스까야 쁘라그람마 빠우호두 잘리쫌, 니 하찌쩨리 이요 쁘라이찌?

Пациент Здесь есть еще и косметологическая программа? Тогда можете рассказать мне о ней?

환자 여기에 미용프로그램도 있었나요? 그럼 설명해 주시겠어요.

즈제시 예스찌 이쑈 이 가스메딸라기체스까야 쁘라그람마? 따그다 모직쩨 라스까자찌 므녜 아녜이?

Медсестра Да, конечно. При помощи самой новейшей лазерной терапии проводим процедуры по омоложению.

간호사 물론입니다. 저희는 최신 레이저 기술을 도입해 노화방지 피부 관리를 하고 있습니다.

다, 까네쉬너. 쁘리 뽀모쉬 사모이 나베이쉐이 라제르노이 쩨라삐이 쁘라보짐 쁘라쩨두리 빠아말라줴니유.

Пациент Возможна ли эта процедура при сухой коже, как у меня?

환자 제 피부는 건성인데 괜찮을 까요?

바즈모직나리 에따 쁘로쩨두라 쁘리 수호이 꼬줴, 깍 우 미냐?

Медсестра После определения типа кожи - сухая, нормальная или жирная, подбирается программа. А также в конце накладывается питательная маска.

간호사 건성, 중성, 지성의 각 피부를 분석하고 거기에 따라 관리를 합니다. 그리고 영양 팩으로 마무리를 합니다.

뽀슬레 아쁘레젤레니야 찌빠 꼬쥐 – 수하야, 나르말나야 일리 즤르나야, 빠드비라엣쨔 쁘라그람마. 아 딱줴 브깐쩨 나끌라디바엣쨔 삐따쩰나야 마스까.

Пациент Довольно хорошая процедура.

환자 상당히 좋아 보이는군요.

다볼너 하로샤야 쁘라쩨두라.

Медсестра Да, так и есть. После терапии, цвет кожи становится значительно лучше и кожа выглядит намного моложе. Кроме того она будет блестеть.

간호사 그럼요. 받는 즉시 피부 빛깔이 좋아지고, 더 젊어 보이며 윤기가 날 거에요.

다, 딱 이 예스찌. 뽀슬레 쩨라삐이, 쯔벳 꼬쥐 스따노빗쨔 즈나치쩰너 루쉐 이 꼬좌 븨글랴짓 나므노거 말로줴. 끄로메 따보 아나 부짓 블레스쩨찌.

Пациент
환자

Хорошо. Можно более подробно узнать о лечении?
그래요. 좀 더 자세히 알 수 있을까요?
하라쇼. 모즈너 볼레 빠드로브너 우즈나찌 아리체니이?

Медсестра
간호사

Вы хотите проконсультироваться с врачом дерматологом?
피부과 전문 선생님과 상담해 보시겠어요?
븨 하찌쩨 쁘라깐술찌로바쨔 스브라춈 제르마똘로곰?

Пациент
환자

Да, конечно. Запишите меня на прием?
네, 그러죠. 상담 예약을 좀 잡아 주시겠어요?
다, 까네쉬너. 자삐쉬쩨 미냐 나쁘리욤?

Медсестра
간호사

Хорошо. Садитесь и немного подождите.
알겠습니다. 잠시 앉아서 기다리시죠.
하라쇼. 싸지쩨시 이 니므노거 빠다즈지찌.

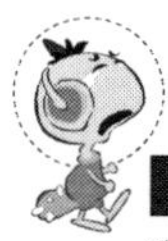

새로운 표현

терапия 치료
родинка 점
бородавка 사마귀
крем-анестетик 마취크림
косметология 미용술
омолаживание, омоложение 젊어지는 것, 회춘
сухая кожа 건성피부
нормальная кожа 중성피부
жирная кожа 지성피부
питательная маска 영양 팩

7 Урологическое отделение 1 비뇨기과 1
우랄라기체스꼬에 앗젤레니에

- На прием к урологу пришел мужчина.
남성환자가 비뇨기과에 방문했다.

Пациент У меня затрудненное мочеиспускание.
환자 저는 소변보기가 힘들어요.
우미냐 자뜨루드넨노에 모체이스뿌스까니에.

Медсестра Вы можете более подробно описать симптомы?
간호사 좀 더 자세히 말씀해 주시겠어요?
븨 모쥐쩨 볼례 빠드로브너 아삐사찌 심쁘또믜?

Пациент Струя мочи слабая, даже после того как схожу в туалет, снова возникает позыв к мочеиспусканию.
환자 소변 줄기가 약하고, 일을 본 후에도 계속 화장실에 가고 싶은 느낌이 들어요.
스뜨루야 모치 슬라바야, 다줴 뽀슬레 따보 깍 스하쥬 브뚜알렛, 스노바 바즈니까옛 빠즈이프 크모체이스뿌스까니유.

Медсестра Вам нужно сдать анализ мочи.
간호사 소변 검사를 해봐야 하겠어요.
밤 누즈너 즈다찌 아날리스 모치.

Пациент А, также во время мочеиспускания есть жжение и боль.
환자 아, 그리고 또 소변볼 때 따끔따끔한 통증이 있어요.
아, 딱줴 바브레마 모체이스뿌스까니야 예스찌 즈줴니에 이 볼.

Медсестра По ночам ходите в туалет?
간호사 밤에도 화장실에 가세요?
빠나참 하지쩨 브뚜알렛?

Пациент За ночь примерно 3 раза встаю, чтобы сходить в туалет. Если возникает позыв, терпеть невозможно.
환자 소변보러 밤중에 3번 정도 일어납니다. 신호가 오면 참기가 힘이 들어요.
자노치 쁘리메르너 뜨리 라자 프스따유, 쉬또븨 스하지찌 브뚜알렛. 예슬리 바즈니까옛 빠즈이프, 쩨르삐찌 니바즈모즈너.

Медсестра Также нужно провести обследование предстательной железы.
간호사 전립선도 확인해 봐야 하겠는데요.
딱줴 누즈너 쁘라베스찌 압슬레더바니에 쁘렛스따쩰노이 젤레즤.

Пациент Могут быть проблемы в предстательной железе?
환자 전립선에 문제가 있는 건가요?
모긋 브이찌 쁘라블레믜 브쁘렛스따쩰노이 젤레제?

Медсестра В первую очередь нужно проконсультироваться со специалистом. Садитесь и подождите немного.
간호사 우선 전문 선생님께 진찰을 받아보셔야 할 것 같군요.
잠시만 앉아서 기다려 주시겠어요.
브뻬르부유 오체레지 누즈너 쁘라깐술찌로바쨔 사스뻬찌알리스똠.
싸지쩨시 이 빠다즤지쩨 니므노거.

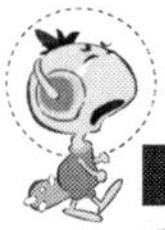

새로운 표현

урология 비뇨기 학　　уролог 비뇨기과의사
мочеиспускание 배뇨
подробно рассказывать, описывать 자세히 말하다. 묘사하다
Струя 가는 물줄기　　жжение 따끔거림, 화끈거림
позыв 생리적 욕구　　предстательная железа 전립선

Урологическое отделение2 비뇨기과2
우랄라기체스꼬에 앗젤레니에

- На прием к урологу пришла женщина
여성환자가 방문했다.

Пациент Здравствуйте! У меня затруднение и жжение при мочеиспускании.
환자 안녕하세요! 저는 소변보기가 어려워요. 소변 볼 때, 화끈거려요.
즈드라스뜨부이쩨! 우미냐 자뜨루드녜니에 이 즈줴니에 쁘리 모체이스뿌스까니이.

Медсестра Возможно развилась инфекция мочевыводящих путей.
간호사 아마도 요로감염에 걸린 것 같습니다.
바즈모즤너 라즈빌라시 인펙찌야 마체븨바쟈쉬흐 뿌쩨이.

Пациент Что это может быть?
환자 그것이 뭔가요?
쉬또 에떠 모젯 브이찌?

Медсестра Чаще всего это проявление цистита.
간호사 흔히 말하는 방광염입니다.
차쉐 프쎄보 에떠 쁘라이블레니에 찌스찌따.

Пациент Еще я часто хожу в туалет.
환자 게다가 저는 너무 자주 화장실에 갑니다.
이쑈 야 차스떠 하쥬 브뚜알렛.

Медсестра Для дезинтоксикации, пейте побольше воды, после дефекации подмываться нужно спереди назад. Нужно соблюдать гигиену интимных органов.
간호사 세균을 배출해 내기 위해서 물을 많이 드시고, 대변을 본 후에 앞에서 뒤로 닦으세요. 회음부 주위를 깨끗이 하도록 신경 써야 합니다.
들랴 제진딱시까찌이, 삐이쩨 빠볼쉐 바드, 뽀슬레 지피까찌이 빳므이바쨔 누즈너 스뻬레지 나잣. 누즈너 싸블류다찌 기기에누 인찜늬흐 오르가노프.

Пациент Какое лечение потребуется?
환자 치료는 어떻게 해야 하나요?
까꼬에 리체니에 빠뜨레부엣쨔?

Медсестра Сначала нужно пройти осмотр врача, он вам все объяснит. Присядьте здесь, я запишу вас на прием.
간호사 우선 의사 선생님이 진찰을 하고, 설명해 주실 거예요.
자리에 앉아 기다리세요. 접수해 드리겠습니다.
스나찰라 누즈너 쁘라이찌 아스모뜨르 브라차, 온 밤 프쇼 압이스닛. 쁘리샤지쩨 즈제시, 야 자삐슈 바스 나쁘리욤.

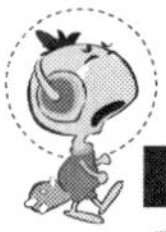

새로운 표현

инфекция 감염	мочевыводящие пути 요로
цистит 방광염	дезинтоксикация 해독
дефекация 배변	гигиена 위생
интимный орган 회음(구어)	
промежность 회음(전문용어, 여성에 주로 사용)	

8 Офтальмология 안과
아프딸말로기야

Определение остроты зрения 시력검사
아쁘레젤레니에 아스뜨로띄 즈레니야

Медсестра 간호사
Здравствуйте! Чем вам помочь?
안녕하세요! 무엇을 도와 드릴까요?
즈드라스뜨부이쩨! 쳄 밤 빠모치?

Пациент 환자
У меня зуд и покраснение глаз.
눈이 충혈되고 가려워요.
우미냐 즞 이 빠끄라스네니에 글라스.

Медсестра 간호사
Есть ли выделения из глаз?
눈곱이 생기나요?
예스찌리 브이젤레니야 이스글라스?

Пациент 환자
Да, по утрам когда просыпаюсь.
네, 아침에 일어났을 때요.
다, 빠우뜨람 까그다 쁘라스이빠유시.

Медсестра 간호사
Понятно. Давайте определим остроту зрения.
알겠습니다. 우선 시력검사를 해보겠습니다.
빠냐뜨너. 다바이쩨 아쁘레젤림 아스뜨라뚜 즈레니야.

Пациент 환자
Что нужно делать?
어떻게 하면 되나요?
쉬또 누즈너 젤라찌?

Медсестра 간호사
Встаньте возле синей линии.
자, 거기 파란색 선에 서세요.
프스타니쩨 보즐레 시녜이 리니이.

Пациент 환자
Хорошо.
네
하라쇼.

Медсестра Закройте правый глаз и назовите то, на что я буду указывать. Что это? А это? Видите?

간호사 이제 오른쪽 눈을 가리고 제가 가리키는 것을 읽어 보세요. 이것을 무엇인가요? 이것은, 또 이것은 보이나요?
자끄로이쩨 쁘라븨 글라스 이 나자비쩨 또, 나쉬또 야 부두 우까즤바찌. 쉬또 에떠? 아 에떠? 비지체?

Пациент Самолет, птичка ...

환자 비행기, 새 …
싸말룟, 쁘찌치까 …

Медсестра А это что?

간호사 그렇다면 이것은 무엇인가요?
아 에떠 쉬또?

Пациент Ммм ... Цифра 5? Или может 6? Не могу разглядеть ...

환자 음 … 숫자 5인가? 6인가? 잘 모르겠어요 …
음 … 찌프라 삐야찌? 일리 모젯 쉐스찌? 니마구 라즈글랴제찌 …

Медсестра Хорошо. Теперь проверим другой глаз. Закройте левый глаз и прочитайте знаки, которые видите на таблице.

간호사 좋습니다. 이제 반대쪽 검사를 해 보겠습니다. 왼쪽 눈을 가리고 도표를 읽어 보세요.
하라쇼. 찌뻬리 쁘라베림 드루고이 글라스. 자끄로이쩨 레븨 글라스 이 쁘라치따이쩨 즈나끼, 까또릐에 비지쩨 나따블리쩨.

Дополнительное исследование (бесконтактная тонометрия)
추가검사
다빨니쪨노에 이레더바니예쓸

(Через некоторое время) (잠시 시간이 흐르고.)

Медсестра Теперь присядьте, измерим внутриглазное давление.

간호사 이제 여기 앉으세요. 안압을 확인해 볼게요.
찌뻬리 쁘리샤지쩨, 이즈메림 브누뜨리글라즈노에 다블레니에.

Пациент Хорошо. Сесть нужно сюда?

환자 네, 여기 앉으면 되지요.
하라쇼. 세스찌 누즤너 슈다?

Медсестра Приложите подбородок к подставке, держите глаза открытыми, не моргайте. Вы ощутите поток воздуха, не волнуйтесь. Подождите здесь. Как только результаты будут готовы, я вас позову.

간호사 턱을 여기에 대세요. 눈을 뜬 상태로 그대로 계세요. 깜박거리면 안돼요. 바람이 훅하고 부는 느낌이 날 거예요. 긴장을 푸세요.
여기서 기다리세요. 결과가 나오면 호명을 하겠습니다.
쁘리로지쩨 빠드바로독 크빠드스타프께, 제르쥐쩨 글라자 아뜨끄리뜨이미, 니 마르가이쩨. 븨 아슈찌쩨 빠똑 보즈두하, 니 발누이쩨시.
빠다즈지쩨 즈제시. 깍 똘꺼 레줄따띄 부듯 가또븨, 야 바스 빠자부.

(После врачебного осмотра) (의사선생님의 진찰 후)

Медсестра У вас воспаление правого глаза. Доктор выписал 2 вида глазных капель.

간호사 오른쪽 눈에 감염이 있습니다. 의사 선생님께서 2가지 안약을 처방하셨어요.
우바스 바스빨레니에 쁘라보보 글라자. 독또르 븨삐살 드바 비다 글라즈늬흐 까뻴.

Пациент Понятно.

환자 알겠습니다.
빠냐뜨너.

Медсестра Возьмите рецепт и в ближайшей аптеке получите лекарства. Как закапывать глазные препараты вам объяснят в аптеке.
Если зуд не пройдет, прийдите на прием еще раз.

간호사 처방전을 가지고 가까운 약국에서 약을 조제할 수 있습니다. 약물 사용 방법은 약국에서 설명해 줄 거예요.
혹시 계속해서 가려움증이 지속되면 다시 내원하세요.
바지미쩨 리쩹트 이 브블리자이쉐이 압쩨께 빨루치쩨 리까르스트바. 깍 자까삐바찌 글라즈늬에 쁘리빠라띄 밤 압이스냣 브아쁘쩨께.
예슬리 줏 쁘라이좃, 쁘리이지쩨 나쁘리욤 이쑈 라스.

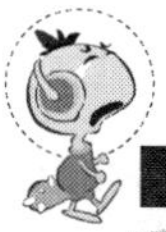

새로운 표현

офтальмология 안과학 офтальмолог 안과의사
выделения из глаз 눈곱
определить остроту зрения 시력을 검사하다
внутриглазное давление 안압

9 ЛОР отделение(отоларингология) 이비인후과
로르 앗젤레니에 (아따라린갈로기야)

- Престарелая женщина пришла на прием.
중년의 여성이 병원을 방문했다.

Пациент Здравствуйте! Я плохо слышу и хочу использовать слуховой аппарат.
환자 안녕하세요. 소리가 잘 안 들려 보청기를 하고 싶어서 왔어요.
즈드라스뜨부이쩨! 야 쁠로허 슬리슈 이 하추 이스뽈저바찌 슬루하보이 아빠랏.

Медсестра Понятно. Насколько снижен у вас слух?
간호사 알겠습니다. 청력이 얼마나 나쁜가요?
빠냐뜨너. 나스꼴꺼 스니쥔 우바스 슬루흐?

Пациент Мммммм... Мне кажется, что я хорошо слышу, но точно не знаю.
환자 글쎄요. 제 생각엔 잘 들리는 것 같아요. 그런데 잘 모르겠어요.
음음음음음… 므녜 까젯쨔, 쉬또 야 하라쇼 슬리슈, 노 또치너 니 즈나유.

Медсестра Что именно вас беспокоит?
간호사 무엇을 잘 모르겠다는 건가요?
쉬또 이멘너 바스 베스빠꼬잇?

Пациент Я считаю, что у меня нет проблем со слухом, но сын говорит, что мне лучше использовать слуховой аппарат.
환자 나는 아무 문제가 없다고 생각했는데, 아이들이 내가 보청기를 하는게 좋겠다고 하네요.
야 쉬따유, 쉬또 우미냐 녯 쁘라블렘 싸슬루홈, 노 씐 가바릿, 쉬또 므녜 루쉐 이스뽈조바찌 슬루하보이 아빠랏.

Медсестра С возрастом наступает тугоухость, ухудшение восприятия звуков. В таких случаях помогает использование слуховых аппаратов.
간호사 나이가 들어가면서, 우리의 귀는 소음에 둔해지고, 난청이 생깁니다. 그런 경우에 보청기는 도움이 많이 되지요.
스보즈라스똠 나스뚜빠엣 뚜가우호스찌, 우후드쉐니에 바스쁘리야찌야 즈부꼬프. 브딱끼흐 슬루치야흐 빠마가엣 이스뽈조바니에 슬루하븨흐 아빠라또프.

Пациент Но я слышала, что привыкание к слуховому аппарату занимает много времени, а также в ушах иногда возникает шум.

환자 하지만 내가 듣기로는 보청기에 익숙해지려면 시간이 많이 걸리고, 귀에서 가끔 울리는 소리가 들린다고 하던데요.

노 야 슬리샬라, 쉬또 쁘리븨까니에 크슬루하보무 아빠라뚜 자니마옛 므노거 브레메니, 아 딱줴 브우샤흐 이나그다 바즈니까옛 슘.

Медсестра Не переживайте. Врач проведет аудиометрию, и перед применением слухового аппарата, проведет обследование. Вам нужно ответить на несколько вопросов.

간호사 걱정하지 마세요. 의사 선생님이 청력검사를 하고, 보청기를 권하기 전에 시험을 해 볼 거예요. 그 동안 몇 가지 질문에 대답 부탁 드립니다.

니 뻬레쥐바이쩨. 브라치 쁘라비죳 아우지아메뜨리유, 이 뻬렛 쁘리-메네니옘 슬루하보보 아빠라따, 쁘라비죳 압슬레더바니에. 밤 누즈너 아뜨베찌찌 나녜슬꼴꺼 바쁘로소프.

Пациент Хорошо.

환자 좋습니다.

하라쇼.

Медсестра За последнее время вы увеличивали громкость во время просмотра телевизора?

간호사 최근에 TV소리를 크게 하는 경향이 있지 않으세요.

자빠슬레드녜예 브레먀 븨 우벨리치발리 그롬꼬스찌 바브레먀 쁘라스모뜨라 쪨레비조라?

Пациент Да, если честно, несколько дней назад соседи сказали, что у меня слишком громко работает телевизор.

환자 네, 사실 며칠 전 저녁에 TV 소리가 크다고 이웃이 항의를 한적이 있어요.

다, 예슬리 체스너, 녜슬꼴꺼 드녜이 나잣 싸세지 스까잘리, 쉬또 우미냐 슬리쉬꼼 그롬꺼 라보따옛 쪨레비조르.

Медсестра Так. При разговоре, вы чаще говорите, а не слушаете собеседника, такое наблюдалось?

간호사 그렇군요. 다른 사람과 이야기를 할 때, 듣기보다 말씀하시는 경향이 있으세요?

딱. 쁘리 라즈가보레, 븨 차쉐 가바리쩨, 아 니 슬루샤이쩨 싸베세드니까, 따꼬에 나블류달로시?

Пациент Дайте подумать... Я с людьми много не общаюсь. Даже не знаю.

환자 글쎄요. 사람들과 교류가 별로 없는 편이라 … 잘 모르겠어요.

다이쩨 빠두마찌… 야 스류지미 므노거 니 압샤유시. 다줴 니 즈나유.

Медсестра За последнее время не было ли у вас воспаление уха (отит)?
간호사 혹시 최근에 귀에 감염이 있었나요?
자빠슬레드녜예 브레먀 녜 브일로리 우바스 바스빨레니에 우하 (아찟)?

Пациент Нет, не было.
환자 아니요, 없었습니다.
녯, 녜 브일로.

Медсестра Понятно. Спасибо, за ответы на вопросы. Подождите немного здесь.
간호사 알겠습니다. 검사에 응해 주셔서 감사합니다. 여기서 잠시만 기다려 주세요.
빠냐뜨너. 스빠시버, 자아뜨베띄 나바쁘로싀. 빠다즈지쪠 니므노거 즈제시.

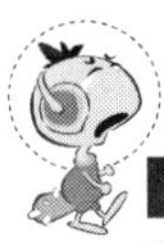

새로운 표현

ЛОР - ларингооториноло г 의 줄임말로 이비인후과의사
отоларингология-оториноларингология 이비인후과
слуховой аппарат 보청기
тугоухость, ухудшение восприятия звуков 난청
аудиометрия 청력검사 отит 이(耳)염

Нос 코
노스

Медсестра Здравствуйте! Какие у вас есть проблемы?
간호사 안녕하세요. 무슨 문제가 있으세요?
즈드라스뜨부이쪠! 까끼에 우바스 예스찌 쁘라블레믜?

Пациент Много чихаю. Апчхи!
환자 재채기가 많이 나와요. 에취!
므노거 치하유. 압취!

Медсестра Будьте здоровы! Сколько времени вы уже чихаете?
간호사 건강하세요! 재채기를 한지는 얼마나 오래 되었나요?
붓쩨 즈다로븨! 스꼴꺼 브레메니 븨 우줴 치하이쪠?

Пациент **환자**	Спасибо! Примерно 3 дня. 감사합니다! 한 3일 정도 되었어요. 스빠시버! 쁘리메르너 뜨리 드냐.
Медсестра **간호사**	За это время вы принимали какие либо лекарства? 그 동안 복용한 약은 혹시 있나요? 자에떠 브레먀 븨 쁘리니말리 까끼에 리버 리까르스트바?
Пациент **환자**	Нет. Ничего не принимал. 아니요, 아무것도 복용하지 않았습니다. 녯. 니춰보 니 쁘리니말.
Медсестра **간호사**	Есть ли выделения из носа? 콧물은 흐르나요? 예스찌리 브이젤레니야 이즈노사?
Пациент **환자**	Да, обильные. 네, 많이 흘러요. 다, 아빌늬에.
Медсестра **간호사**	Есть ли у вас аллергия на цветочную пыльцу? 꽃가루 알레르기가 있나요? 예스찌리 우바스 알레르기야 나쯔베또취누유 삘쭈?
Пациент **환자**	Аллергии нет. В носу щекотно, думаю, что это простуда. 알레르기는 특별히 없습니다. 코가 간질간질 한 것이 감기가 아닌가 싶어요. 알레르기이 녯. 브노수 쉐꼬뜨너, 두마유, 쉬또 에떠 쁘라스뚜다.
Медсестра **간호사**	Нужно, чтобы вас осмотрел доктор. Садитесь здесь и подождите пока вас не позовут. 의사 선생님 진찰을 받아보도록 하지요. 저기 앉아서 제가 호명할 때까지 기다려 주세요. 누즈너, 쉬또븨 바스 아스마뜨렐 독또르. 싸지졔시 즈제시 이 빠다즈지졔 빠까 바스 니 빠자븟.
Пациент **환자**	Как долго ждать? 오래 기다려야 하나요? 깍 돌거 즤다찌?
Медсестра **간호사**	Примерно 15 минут. 한 15분 정도요. 쁘리메르너 뼷뜨나쨧찌 미늇.

Пациент Хорошо.
환자 알겠습니다.
하라쇼.

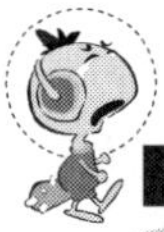

새로운 표현

принимать лекарство 약을 복용하다
выделения из носа = сопли 코의 분비물, 콧물
аллергия на цветочную пыльцу 꽃가루 알레르기

Горло 인후
고를러

Пациент Здравствуйте! Очень сильно болит горло. Почти не могу говорить, трудно глотать.
환자 안녕하세요! 목이 몹시 아픕니다. 말을 거의 할 수가 없고 침 삼키기도 힘들어요.
즈드라스뜨부이쩨! 오친 씰너 발릿 고를러. 빠치찌 니 마구 가바리찌, 뜨루드너 글라따찌.

Медсестра Есть температура?
간호사 열은 있나요?
예스찌 찜뻬라뚜라?

Пациент Не знаю. Чувство сухости и першения в горле.
환자 모르겠어요, 그런데 목이 후끈거리기는 해요.
니 즈나유. 춥스뜨버 수호스찌 이 뻬르쉐니야 브고를레.

Медсестра Похоже на острый фарингит. Вы не удаляли миндалины?
간호사 아마도 패혈성 인두염에 걸린 것 같군요. 편도선을 제거하셨어요?
빠호줴 나오스뜨릐 파린깃. 븨 니 우달랼리 민달리늬?

Пациент Нет.
환자 아니요.
녯

Медсестра При воспалении миндалин иногда бывают такие симптомы.
간호사 간혹 편도선 감염이 문제를 일으킬 수 있어요.
쁘리 바스빨레니이 민달린 이나그다 븨바윳 따끼에 심쁘또믜.

Пациент О, вот как!
환자 오, 그럴 수가!
오, 봇 깍!

Медсестра В любом случае, врач вас примет и осмотрит горло. Не хотите ли выпить чашечку теплого чая?
간호사 어쨌든, 의사 선생님이 목을 검사하실 겁니다. 그 동안 따뜻한 물 한잔 드시겠어요?
블류봄 슬루치이, 브라치 바스 쁘리멧 이 아스모뜨릿 고를로. 니 하찌쩨리 븨삐찌 차쉐취꾸 찌쁠로보 차야?

Пациент Да, с удовольствием. Спасибо.
환자 안 그래도 목이 아팠는데, 감사합니다.
다, 수다볼스트비엠. 스빠시버.

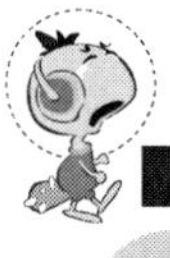

새로운 표현

сухость и першение в горле 목이 건조하고 근질근질하다
фарингит 인두염
септический фарингит 패혈성 인두염(전문 의학용어)
острый фарингит 패혈성 인두염(구어체)
миндалина 편도선

10 Психиатрия 정신과
뻐시히아뜨리야

Пациент В последнее время у меня частые депрессии. По утрам нет сил, чтобы встать, хочется все время лежать в постели.

환자 저는 근래 들어 자꾸 우울해요. 아침에는 자리에서 일어날 힘도 없고, 계속 침대에 누워 있고만 싶어요.

브빠슬렛녜에 브레먀 우미냐 차스띄에 디쁘레씨이. 빠우뜨람 녯 씰, 쉬또븨 프스따찌, 호쳇쨔 프쇼 브레먀 리좟찌 브빠스쩰리.

Медсестра За последнее время у вас были какие нибудь проблемы?

간호사 최근에 무슨 일이라고 있었나요?

자빠슬렛녜에 브레먀 우바스 빌리 까끼에 니붓지 쁘라블레믜?

Медсестра К примеру, расставание с любимым человеком, финансовые затруднения, ухудшение здоровья и др. Что привело вас к депрессивному состоянию?

간호사 가령, 사랑하는 사람을 잃었거나, 금전적 문제나, 아니면 건강악화 등 우울하게 된 계기가 있었나요?

크쁘리메루, 라스따바니에 스류비밈 첼라벡꼼, 피난쏘븨에 자뜨루드네니야, 우후드쉐니예 즈다로비야 이 드루기에. 쉬또 쁘리벨로 바스 크제쁘레씨브노무 싸스따야니유?

Пациент Ничего подобного не было. Просто не вижу смысла в жизни, такое вот ощущение.

환자 그렇지는 않아요. 그냥 살아가는 것이 나에게 별 의미가 없는 것 같이 느껴져요.

니체보 빠도브노보 녜 브일로. 쁘로스떠 니 비쥬 스믜슬라 브쥐즈니, 따꼬에 봇 아슈쉐니예.

Медсестра Вы случайно не употребляете успокоительные препараты?

간호사 혹시 신경안정제 계통의 복용하는 약이 있나요?

븨 슬루차이너 니 우빠뜨레블랴이쩨 우스빠꼬이쩰늬에 쁘리빠라띄?

Пациент Нет, лекарства не принимаю. Также я боюсь встречаться с людьми.

환자 아니요, 약은 복용하지 않아요. 게다가 저는 사람 만나는 것도 두려워요.

녯, 리까르스트바 니 쁘리니마유. 딱줴 야 바유시 브스뜨레찻쨔 슬류지미.

Медсестра Даже с близкими друзьями не встречаетесь?
간호사 주위의 가까운 친구들도 만나지 안나요?
다줴 즈블리스끼미 드루지야미 니 브스뜨레차이쩨시?

Пациент При встрече с близкими знакомыми испытываю комплексы и тревогу.
환자 가까운 사람들과도 만나면 괜히 불안하고 그래요.
쁘리 브스뜨레체 즈블리스끼미 즈나꼬미미 이스쁘이띄바유 꼼쁠렉싀 이 뜨레보구.

Медсестра Вы хорошо спите по ночам?
간호사 잠은 잘 주무시는 편인가요?
븨 하라쇼 스삐쩨 빠나참?

Пациент Совсем не могу спать. Часто вижу неприятные или кошмарные сны.
환자 전혀 못 자요. 자주 불쾌한 꿈이나 악몽을 꾸어요.
싸프셈 니 마구 스빠찌. 차스떠 비쥬 니쁘리야뜨늬에 일리 까쉬마르늬에 스늬.

Медсестра Возникают ли у вас мысли о суициде?
간호사 혹시 자살 충동은 느껴지나요?
바즈니까윳리 우바스 므이슬리 아수이찌제?

Пациент Да, иногда неожиданно не хочется жить, но у меня так много страхов, что я даже не думал осуществить эти побуждения.
환자 네, 가끔씩 갑자기 더 이상 살고 싶지 않다는 생각이 들곤 해요. 하지만 제가 겁이 많아서 실행에 옮긴다는 생각은 안 해 봤어요.
다, 이나그다 니아쥐단너 니 호쳇쨔 쥐찌, 노 우미냐 딱 므노거 스뜨라호프, 쉬또 야 다줴 니 두말 아수쉐스뜨비찌 에찌 빠부즈제니야.

Медсестра Понятно. Я запишу вас на консультацию к врачу.
간호사 알겠습니다. 의사선생님과 진료 시간을 잡아 놓겠습니다.
빠냐뜨너. 야 자삐슈 바스 나깐술따찌유 크브라추.

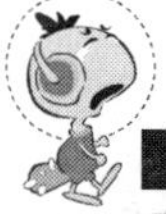

새로운 표현

Резервировать, бронировать, заказывать 예약하다, 기입하다
психиатртия 정신병학 депрессия, унылое состояние 우울증
расставание с любимым человеком 사랑하는 사람과의 이별
финансовые затруднения 재정악화
ухудшение здоровья 건강악화
успокоительный препарат 진정제 суицид 자살

11 Клиника для престарелых (Гериатрия) 노인과
끌리니까 들랴 쁘레스따렐리흐 (게리아뜨리야)

Болезнь Альцгеймера 알츠하이머 병
발레즈니 알쯔게이메라

- Одна престарелая женщина обратилась в клинику.
한 중년 여성이 내원했다.

Медсестра Здравствуйте! Чем я могу вам помочь?
간호사 안녕하세요. 부인, 무엇을 도와드릴까요?
즈드라스뜨부이쩨! 쳄 야 마구 밤 빠모치?

Пациент За последнее время стремительно ухудшается память, переживаю из-за этого.
환자 최근 들어 기억력이 급격히 떨어지는 같아 걱정이 되네요.
자빠슬레드녜예 브레먀 스뜨레미쩰너 우후드샤엣쨔 빠미찌, 뻬레쥐바유 이자 에떠버.

Пациент У обоих родителей была болезнь Альцгеймера.
환자 저희 부모님들이 모두 알츠하이머를 앓았거든요.
우아바이흐 라지쩰례이 브일라 발레즈니 알쯔게이메라.

Медсестра Случалось такое, что вы не помните где оставили свои вещи? Есть ли у вас провалы в памяти?
간호사 물건을 어디에 두었는지 기억하는데 문제가 있나요? 그러니까 건망증이 있나요?
슬루찰로시 따꼬에, 쉬또 븨 니뽐니쩨 그제 아스따빌리 스바이 베쉬?
예스찌리 우바스 쁘로발리 브빠먀찌?

Пациент Слишком выраженно. На днях в торговом центре, чтобы подготовиться к зиме, купила шерстянные перчатки. Вернувшись домой, заглянула в шкаф, а там лежат точно такие же.
환자 심각한 편입니다. 일전에 백화점에서 겨울을 대비해서 털장갑을 산 적이 있었는데, 집에 와 보니 옷장에 똑 같은 것이 이미 있더라구요.
슬리쉬꼼 븨라젠노. 나드냐흐 브따르고봄 쩬뜨레, 쉬또븨 빠드가또비쨔 크지메, 꾸삘라 쉐르스찐늬에 뻬르챠뜨끼. 베르누프쉬시 다모이, 자글랴눌라 브쉬까프, 아 땀 리좟 또치너 따끼에 줴.

Медсестра Это и есть проблема?
간호사 그게 문제가 되나요?
에떠 이 예스찌 쁘라블레마?

Пациент Я же купила перчатки неделю назад. А теперь у меня 2 пары одинаковых перчаток.
환자 그 털 장갑을 그 전주에 이미 제가 하나 샀더라구요. 지금은 똑 같은 장갑이 두 켤레가 되었어요.
야 줴 꾸삘라 뻬르챠뜨끼 니젤류 나잣. 아 찌뻬리 우미냐 드베 빠리 아지나꼬븨흐 뻬르챠똑.

Медсестра Вот как. Похожие случаи часто происходят?
간호사 그렇군요. 그런 일들이 자주 있었나요?
봇 깍. 빠호쥐에 슬루치이 차스떠 쁘라이스호쟛?

Пациент Не так часто, незначительные провалы памяти временами бывают.
환자 그 만큼은 아니지만 사소한 건망증은 종종 있어요.
니 딱 차스떠, 니즈나치젤늬에 쁘로발리 빠미찌 브레메나미 븨바윳.

Медсестра Какие например?
간호사 예를 들면요?
까끼에 나쁘리메르?

Пациент Забываю об обещаниях, зачастую не могу найти пульт от телевизора.
환자 약속을 잊어버리거나, 종종 TV 리모컨을 못 찾아요.
자븨바유 아브아비샤니야흐, 자차스뚜유 니 마구 나이찌 뿔트 아뜨젤레비조라.

Медсестра Такие случаи случаются с каждым.
간호사 그런 경우는 일반적으로 흔히 일어나는 일들입니다.
따끼에 슬루치이 슬루챠윳쨔 스까즈딤.

Пациент Я сама понимаю, что я еще не настолько стара, но переживаю, что это может быть деменция.
환자 나도 스스로가 노인이라고 생각하지는 않지만 치매 증상이 아닌가 걱정되요.
야 사마 빠니마유, 쉬또 야 이쑈 니 나스똘꺼 스따라, 노 뻬레쥐바유, 쉬또 에떠 모쥇 브이찌 제멘찌야.

Медсестра За это можно не переживать. Такие симптомы проявляются при стрессовом состоянии. Не переживайте сильно.

간호사 부인, 그건 지나친 걱정 이예요. 그런 약한 건망증 증상은 스트레스성으로 일시적인 현상일 수도 있어요. 너무 걱정 마세요.

자 에띠 모즈너 니 뻬레쥐바찌. 따끼에 심쁘또믜 쁘라이블랴윳쨔 쁘리 스뜨레쏘봄 싸스따야니이. 니 뻬레쥐바이쪠 씰너.

Пациент На самом деле это так?

환자 진짜 그럴까요?

나싸몸 젤례 에떠 딱?

Медсестра Или может быть, как проявление некоторых сбоев в нервной системе.

간호사 또는, 신경학적으로 무언가가 잘못되었다는 신호를 보내는 것 일수도 있어요.

일리 모쥇 브이찌, 깍 쁘라이블레니에 니까또리흐 즈보예프 브녜르브노이 시스쩨메.

Пациент Хорошо, если так ...

환자 그렇군요. 그렇다면 다행일 텐데 ...

하라쇼, 예슬리 딱 ...

Медсестра Общемировая заболеваемость к 2025 году достигнет 22 млн. человек.

간호사 2025년에는 2200만 명에 달하는 사람들이 알츠하이머 병을 앓게 될 것이라고 합니다.

옵쉐미라바야 자발레바에모스찌 크드베뜨이시치 드밧짯찌 삐얏또무 가두 다스찌그녯 드밧짜찌드바 밀리오늬 첼라벡.

Пациент Так много? Для того, чтобы узнать наступает ли деменция есть ли какие-нибудь анализы?

환자 그렇게나 많이요? 치매가 오고 있는지 진단할 수 있는 검사가 있나요?

딱 므노거? 들랴 따보, 쉬또븨 우즈나찌 나스뚜빠엣리 제멘찌야 예스찌리 까끼에-니붓지 아날리즤?

Медсестра Да, есть. Обычный тест на проверку памяти, а также МРТ (магнитно-резонансная томография) и КТ (компьютерная томография) головного мозга.

간호사 네, 있습니다. 단순한 기억력 테스트와 MRI와 CT촬영을 이용한 뇌의 영상테스트를 합니다.

다, 예스찌. 아븨치늬 떼스뜨 나쁘라베르꾸 빠미찌, 아 딱줴 (마그니뜨너-리자난스나야 또마그라피야) 이 까떼 (깜쀼테르나야 또마그라피야) 갈라브노보 모즈가.

Пациент Каковы причина и симптомы болезни Альцгеймера? Я слышала, что заболевание передается по наследству.

환자 그런데, 알츠하이머는 원인과 증상은 무엇인가요? 보통 유전에 의한 것이라고 들었는데.

까꼬븨 쁘리치나 이 심프또믜 발레즈니 알쯔게이메라? 야 슬릐샬라, 쉬또 자발레바니에 뻬레다욧쨔 빠나슬렛스뜨부.

Медсестра Это заболевание дегенеративное, постепенно происходит гибель нервных клеток.

간호사 이 병은 퇴행성이고 뇌세포가 점점 죽어 가는 겁니다.

에떠 자발레바니예 제게네라찌브노예, 빠스쩨뻰너 쁘라이스호짓 기벨 네르브늬흐 끌레똑.

Медсестра Сегодня сделают исследование, чтобы найти не только методы лечения, но и причины. Доктор вам подробно расскажет.

간호사 현재 치료법뿐만 아니라 원인을 찾아내기 위한 연구가 진행 중 입니다. 의사선생님이 더 자세히 알려 주실 거예요.

씨보드냐 즈젤라윳 이쓸레더바니예, 쉬또븨 나이찌 니 똘꺼 메또듸 리체니야, 노 이 쁘리치늬. 독또르 밤 빠드로브너 라스까젯.

Пациент Понятно.

환자 네 알겠습니다.

빠냐뜨너.

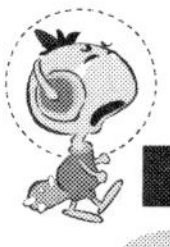

새로운 표현

- гериатрия 노인학
- клиника для прес
- тарелых 노인과
- Альцгеймер 알츠하이머
- провалы в памяти – забывчивость 건망증
- деменция 치매
- нервная системеа 신경계
- МРТ (магнитно-резонансная томография) MRI 자기 공명 영상
- КТ (компьютерная томография) CT 컴퓨터 단층촬영
- дегенеративный 퇴행의, 퇴화의

Артрит 관절염
아르뜨릿

Пациент Сегодня в ногах было ощущение скованности.
환자 오늘은 다리가 뻣뻣한 느낌이 드네요.
씨보드냐 브나가흐 브일로 아슈쉐니예 스꼬반노스찌.

Медсестра Вы можете самостоятельно пройтись? Вам помочь?
간호사 잘 걸을 수 있겠어요? 제가 도와 드려요?
븨 모쥣쩨 싸마스따야쩰너 쁘라이찌시? 밤 빠모치?

Пациент Все нормально. Немного посижу и мне станет лучше.
환자 괜찮습니다. 잠시 앉아서 쉬면 괜찮아요.
프쎄 나르말너. 니므노거 빠시쥬 이 므녜 스따닛 루쉐.

Медсестра Когда впервые у вас появились такие симптомы?
간호사 이런 증상이 생긴 지는 얼마나 되었나요?
까그다 브뻬르븨에 우 바스 빠이빌리시 따끼에 심프또믜?

Пациент Артрит у меня уже около 5 лет. Иногда я принимаю тепловое и физиолечение.
환자 관절염이 생긴 지는 5년 정도 된 것 같아요. 가끔 열 치료와 물리치료를 받고 있어요.
아르뜨릿 우미냐 우줴 오꼴러 삐얏찌 렛. 이나그다 야 쁘리니마유 찌쁠라보에 이 피지아리체니예.

Медсестра В каком месте болит больше всего?
간호사 어느 부위가 가장 아프세요?
브까꼼 메스쩨 발릿 볼쉐 프쉐보?

Пациент Болят тазобедренные и коленные суставы, испытываю трудности при быстрой ходьбе и при поднятии вверх. Также утомляют длительные прогулки.
환자 고 관절과 무릎이 아파서 빨리 걷거나 경사진 곳을 가기가 힘들어요. 그리고 멀리 가기도 힘이 듭니다.
발랴 따자베드렌늬에 이 깔렌늬에 수스타븨, 이스삐띄바유 뜨룻노스찌 쁘리 븨스뜨로이 하지베 이 쁘리 빠드냐찌이 베르흐. 딱줴 우따믈랴윳 들리쩰늬에 쁘라굴끼.

Медсестра При артрите самое важное соблюдать правильное положение и выполнять спортивные упражнения.

간호사 관절염에는 자세와 운동요법이 가장 중요합니다.

쁘리 아르뜨리쩨 싸모에 바즈노예 싸블류다찌 쁘라빌노예 빨라줴니예 이 븨빨냐찌 스빠르찌브늬에 우쁘라즈네니야.

Пациент Я стараюсь следить за правильной позой. Например, держу спину ровно и слежу за осанкой.

환자 자세를 바르게 하려고 노력해요. 예를 들어 등을 펴기 위해 의식적으로 긴장을 합니다.

야 스따라유시 슬레지찌 자쁘라빌노이 빠조이. 나쁘리메르, 제르쥬 스삐누 로브너 이 슬리쥬 자아산꼬이.

Медсестра Да, это отлично. Когда садитесь, не сгибайте поясницу, также не желательно перекрещивать ноги. К тому же нужно укреплять мыщцы голени, поясницы.

간호사 네, 잘하고 계시네요. 앉을 때 허리를 구부리지 마시고, 다리를 꼬는 것도 좋지 않아요. 그리고 무릎 주위의 근육과 허리 근육을 강화시켜야 합니다.

다, 에떠 아뜰리치너. 까그다 싸지쩨시, 니 즈기바이쩨 빠이스니쭈, 딱줴 니 젤라쩰너 뻬레그레쉬바찌 노기. 크따무줴 누즈너 우끄레쁠랴찌 므이쉬찌 골레니, 빠이스니찌.

Пациент Что для этого нужно делать?

환자 어떻게 해야 하나요?

쉬또 들랴 에떠버 누즈너 젤라찌?

Медсестра Прислонитесь к стене спиной, присядьте на половину и снова встаньте.

간호사 벽에 등을 기대고 반 정도만 앉았다가 일어나세요.

쁘리슬라니쩨시 끄스쩨네 스삐노이, 쁘리샤지쩨 나빨라비누 이 스노바 프스따니쩨.

Пациент Вот так?

환자 이렇게요?

봇 딱?

Медсестра Да, если чрезмерно сгибать колени суставы, от этого будет хуже. Выполняйте так же как и сейчас.

간호사 네, 무릎을 너무 굽히면 관절에 무리가 가서 오히려 안 좋으니, 지금처럼 반 정도만 굽혔다가 일어서기를 반복하세요.

다, 예슬리 츠레즈메르너 즈기바찌 칼레니 수스따븨, 아뜨에떠버 부짓 후줴.
븨빨냐이쩨 딱 줴 깍 이 시챠스.

Пациент Это не просто.
환자 쉽지가 않군요.
에떠 니 쁘로스떠.

Медсестра До тех пор пока не привыкните пройдет некоторое времени. Если заниматься, мышцы в коленях станут крепкими и будут держать коленный сустав.
간호사 익숙해 질 때까지 시간이 걸릴 거예요. 그렇게 하면 무릎 위 근육이 튼튼하게 되어 무릎관절을 잡아 줄 거예요.
다쪠흐뽀르 빠까 니쁘리븨크니쪠 쁘라이좃 니까또로에 브레메니. 예슬리 자니마쨔, 므이쉬찌 브깔레냐흐 스따늣 끄렙끼미 이 부둣 제르좌찌 깔렌늬 수스타프.

Медсестра Упражнения для укрепления поясницы: лягте на пол, ноги согните в коленных суставах, приподнимите туловище вверх, опустите вновь.
간호사 그리고 허리 강화 운동은 바닥에 누워서 무릎을 세우고 엉덩이를 들어 올렸다 내렸다를 반복하세요.
우쁘라즤네니야 들랴 우끄레쁠레니야 빠이스니찌: 랴쩨 나뽈, 노기 싸그니쪠 브깔렌늬흐 수스타바흐, 쁘리빠드니미쪠 뚤로비쉐 베르흐, 아뿌스찌쪠 브노비.

Пациент Вот так?
환자 이렇게요?
봇 딱?

Медсестра Да, все правильно. Если выполнять это упражнения, мышцы спины укрепятся и боль намного уменьшится.
간호사 네, 잘하고 있네요. 그렇게 하면 허리 근육이 강화되어 허리 통증을 많이 없애 줄 겁니다.
다, 프쇼 쁘라빌너. 예슬리 븨빨냐찌 에떠 우쁘라즤녜니야, 므이쉬찌 스삐늬 우끄레뺫쨔 이 볼 나므노거 우멘쉿쨔.

Пациент Какая требуется операция?
환자 수술은 어떤가요?
까까야 뜨레부엣쨔 아뻬라찌야?

Медсестра Все зависит от ситуации. После осмотра врача, скорее всего он назначит лечение против артрита и выпишет вам рецепт.
간호사 상황에 딸라 다릅니다. 의사 선생님이 검사를 해보고 아마 먼저 관절 염증 치료제를 처방할 거예요.
프쇼 자비싯 아뜨시뚜아찌이. 뽀슬레 아스모뜨라 브라챠, 스까레예 프쎄보 온 나즈나칫 레쵀니에 쁘로찌프 아르뜨리따 이 브이삐쉣 밤 리쩹뜨.

Пациент
환자

Он выпишет мне анальгетики? Иногда боли бывают сильными.
진통제도 처방해 주나요? 가끔 통증이 심할 때가 있어요.
온 브이삐쉣 므녜 아날리게찌끼? 이나그다 볼리 븨바윳 씰늬이미.

Медсестра
간호사

Боли могут быть постоянными. Но если боль несет временный характер, можно использовать обезбаливающие пластыри.
통증을 많이 가라앉힐 수 있겠죠. 하지만 일시적인 통증제거는 파스를 사용하셔도 됩니다.
볼리 모곳 브이찌 빠스따얀늬미. 노 예슬리 볼 니숏 브레멘느이 하락쩨르, 모즈너 이스뽈조바찌 아베스발리바유쉬에 블라스뜨이리.

Пациент
환자

Вот оно как. Спасибо.
그렇군요. 감사합니다.
봇 아노 깍. 스빠시버.

Медсестра
간호사

Если будете принимать теплые ванны, улучшится кровообращение, наступит расслабление мышц, это пойдет на пользу.
따뜻한 물에 목욕을 하시면 혈액 순환이 잘 되고 근육을 이완시켜주는 데 좋을 거예요.
예슬리 부지쩨 쁘리니마찌 쪼쁠리에 반늬, 울루쉿쨔 끄라바아브라쉐니에, 나스뚜삣 라슬라블레니에 므이쉬쯔, 에떠 빠이죳 나뽈주.

Пациент
환자

Спасибо за полезную информацию.
좋은 정보 감사합니다.
스빠시버 자빨레즈누유 인포르마찌유.

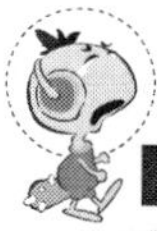

새로운 표현

ощущение скованности 구속된 느낌
физиолечение 물리치료
тазобедренный сустав 고 관절
спортивные упражнения, тренировка 운동훈련
(кинезиология 운동요법)
следить за осанкой 바른 자세를 신경 쓰다
мышцы голени 종아리근육
анальгетика (안티피린계) 진통제
обезбаливающий пластырь 통증제거 파스
кровообращение 혈액순환

12 Лечение ожирения, Диетология 비만클리닉, 영양학
리체니에 아쥐레니야, 지에딸로기야

Пациент Добрый день! Какие есть программы по снижению веса?
환자 안녕하세요. 체중감량 프로그램에 대해 알아보려고 왔어요.
도브르이 젠! 까끼에 예스찌 쁘라그람믜 빠스니줴니유 베사?

Медсестра Я ознакомлю вас с действующими в данный момент в нашей клинике программами.
간호사 저희 병원에서 현재 실시하고 있는 프로그램에 대해 알려 드릴께요.
야 아즈나꼬믈류 바스 스제이스뜨부유쉬미 브단느이 마멘뜨 브나쉐이 끌리니께 쁘라그람마미.

Пациент Да, расскажите, пожалуйста.
환자 그렇게 해 주세요.
다, 라스까쥐쩨, 빠좔스따.

Медсестра В первую очередь проведем оценку здоровья и проверим работу внутренних органов, для этого нужно будет сдать анализы крови, пройти ЭКГ сердца (электрокардиографию), МРТ (магнитно-резонансная томогра- фию), КТ (компьютерную томографию) и др. обследования.
간호사 저희는 먼저 환자분의 일반적 건강상태와 내부 장기를 확인하기 위해 혈액검사, 심전도, MRI, CT 검사 등을 하고 있습니다.
브뻬르부유 오체레지 쁘라비좀 아쩬꾸 즈다로비야 이 쁘라베림 라보뚜 브누뜨렌닉흐 오르가노프, 들랴 에떠버 누즈너 부짓 즈다찌 아날리즤 끄로비, 쁘라이찌 에까게 세르짜, 엠에르떼, 까떼 이 드루기에 압슬레더바니야.

Пациент Хорошо.
환자 그렇군요.
하라쇼.

Медсестра Мы проведем антропометрические измерения, чтобы вычислить индекс массы тела (ИМТ).
간호사 저희는 환자분의 BMI, 즉 체 질량 지수를 측정합니다.
믜 쁘라비좀 안뜨라빠메뜨리체스끼에 이즈메레니야, 쉬또븨 브이치슬리찌 인덱스 마씌 쩰라.

Пациент А что это такое?
환자 그것이 무엇인가요?
아 쉬또 에떠 따꼬에?

Медсестра ИМТ это соответствие массы тела человека и его роста. Если индекс массы тела превышает 30, то масса является избыточной.

간호사 체 질량 지수, 즉 BMI가 30을 넘으면 비만으로 간주합니다.

이엠떼 에떠 사앗베쯔뜨비에 마씌 쩰라 첼라베카 이 이보 로스따. 예슬리 인덱스 마씌 쩰라 쁘레브이샤엣 뜨리짯찌, 또 마싸 이블랴엣쨔 이즈븨또취노이.

Пациент Понятно. Сколько займет времени эти измерения?

환자 알겠습니다. 그런데 측정 과정은 얼마나 걸립니까?

빠냐뜨너. 스콜꺼 자이뫗 브레메니 에찌 이즈메레니야?

Медсестра Совсем немного.
Но, результаты обследования будут известны примерно через неделю. После этого врач проконсультирует Вас.

간호사 얼마 걸리지 않습니다.
하지만, 실험실에서 결과가 나오기까지는 일주일 정도 걸립니다. 그 후에 의사선생님과 의논하게 될 거예요.

사프솀 니므노거.
노, 레줄따띄 압슬레더바니야 부듯 이즈베스늬 쁘리메르너 체레스 니젤류. 뽀슬레 에떠보 브라치 쁘라깐술찌루엣 바스.

Пациент Это вполне профессионально.

환자 상당히 전문적이군요.

에떠 브빨녜 쁘라페씨아날너.

Медсестра Врач подберет для вас соответствующую диету и комплекс спортивных упражнений для контроля веса.

간호사 의사 선생님께서 식이요법과 운동 프로그램을 병행하는 적당한 관리법을 처방하실 겁니다.

브라치 빠드비룟 들랴 바스 싸아뜨베쯔뜨부유슈유 지에뚜 이 꼼쁠렉스 스빠르찌브늬흐 우쁘라즈네니이 들랴 깐뜨롤랴 베사.

Пациент Вроде есть еще и хирургические методы лечения...

환자 또 수술도 있다고 들었어요…

브로제 예스찌 이쑈 이 히루르기체스끼에 메또듸 리체니야…

Медсестра При чрезмерном ожирении прибегают к резекции желудка, это осуществляется по выбору пациента.

간호사 심한 비만자들은 위 절제술이라 부르는 수술을 선택할 수 있어요.

쁘리 츠레즈메르놈 아쥐레니이 쁘리비가윳 끄레젝찌이 젤루뜨까, 에떠 아수쉐스트블랴엣쨔 빠브이보루 빠찌엔따.

Пациент Что это за процедура?
환자 그것은 무엇인가요?
쉬또 에떠 자쁘라쩨두라?

Медсестра В результате удаления части желудка уменьшается его объем, как следствие, уменьшается количество потребляемой пищи, что приводит к похудению.
간호사 절제술을 통해 위의 크기를 축소하여 소식을 통한 비만 치유 방법입니다.
브레줄따쩨 우달레니야 차스찌 젤루뜨까 우멘샤엣쨔 이보 아비욤, 깍 슬렛스트비에, 우멘샤엣쨔 깔리체스뜨버 빠뜨레블랴에모이 삐쉬, 쉬또 쁘리보짓 끄빠후제니유.

Пациент Это не опасно?
환자 그건 위험하지 않나요?
에떠 니아빠스너?

Медсестра Конечно, такая операция показана не всем пациентам. Только при чрезмерном ожирении, которое опасно для здоровья, прибегают к этому методу.
간호사 물론 이 수술법은 모든 환자들을 위한 것은 아니에요. 심한 비만체중으로 인해 건강상태가 위험한 사람들에게 실시합니다.
까네쉬너, 따까야 아뻬라찌야 빠까자나 니 프셈 빠찌엔땀. 똘꺼 쁘리 츠레즈메르놈 아쥐레니이, 까또로에 아빠스너 들랴 즈다로비야, 쁘리비가윳 끄에떠무 메또두.

Пациент Все понятно. Я хочу начать программу по снижению веса.
환자 그렇군요. 저는 체중감량 프로그램을 시작해 보고 싶군요.
프쇼 빠냐뜨너. 야 하추 나차찌 쁘라그람무 빠스니줴니유 베사.

Медсестра Следуйте за мной. Измерим рост и вес, и в первую очередь рассчитаем индекс массы тела.
간호사 따라오세요. 키와 체중, 체 질량 지수 측정을 우선 하도록 하겠습니다.
슬레두이쩨 자므노이. 이즈메림 로스뜨 이 베스, 이 브뻬르부유 오체레지 라스쉬따엠 인덱스 마씌 쩰라.

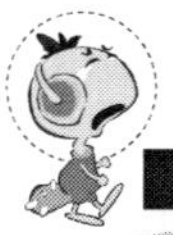

새로운 표현

снижение веса 체중감량
ЭКГ сердца (электрокардиография) 심전 기록술
антропометрический 인체 측정학의
индекс массы тела (ИМТ) 체 질량 지수 (BMI)
избыточный 과잉의, 비만의 **чрезмерное ожирение** 과도한 비만
резекция 절제술

13 Спортивная программа 운동프로그램
스빠르찌브나야 쁘라그람마

- В тренажерном зале 운동실에서

Медсестра Здравствуйте! Это Владимир. С вами будет заниматься личный инструктор.
간호사 안녕하세요! 이 분은 블라지미르씨 입니다. 환자분의 개인 트레이너가 되어 주실 거예요.
즈드라스뜨부이쩨! 에떠 블라지미르. 스바미 부짓 자니마쨔 리치늬 인스뜨룩또르.

Личный тренер Доброе утро! Приветствуем вас в нашем спортивном клубе!
개인 트레이너 안녕하세요. 저희 스포츠클럽에 오신 것을 환영합니다!
도브레 우뜨러! 쁘리베쯔뜨부엠 바스 브나쉠 스빠르찌브놈 끌루베!

Личный тренер Важно соблюдать диету, но еще важнее подобрать правильную спортивную программу для снижения веса.
개인 트레이너 식이요법도 중요하지만 가장 좋은 방법은 운동 프로그램을 병행하여 체중 감량을 시도 하는 것입니다.
바졔너 사블유다찌 지에뚜, 노 이쑈 바졔네예 빠다브라찌 쁘라빌누유 스빠르찌브누유 쁘라그람무 들랴 스니줴니야 베사.

Медсестра это верно.
간호사 그렇습니다.
에떠 베로너.

Личный тренер Вы когда-нибудь занимались спортом?
개인 트레이너 예전에 체육관에서 운동해보신 적이 있으신가요?
븨 까그다-니븟지 자니말리시 스뽀르똠?

Пациент Да, немного. Для того чтобы сбросить вес какой вид спорта порекомендуете?
환자 네, 몇 번 있어요. 살을 빼기 위해서는 어떤 운동을 해야 하나요?
다, 니므노거. 들랴 따보 쉬또븨 즈브로시찌 베스 까꼬이 빗 스뽀르따 빠레커멘두이쩨?

Личный тренер С помощью беговой дорожки и велосипеда, можно сжигать жир.
개인 트레이너 러닝머신과 싸이클을 이용한 유산소 운동을 통해 체지방을 태워야 합니다.
스뽀모쉬유 베가보이 다로쉬끼 이 벨로시뻬다, 모졔너 즈쥐가찌 쥐르.

Пациент Если честно, я не очень люблю заниматься спортом.
환자 솔직히 말씀 드려, 저는 운동을 별로 좋아하지 않아요.
예슬리 체스너, 야 니 오친 류블류 자니마짜 스뽀르똠.

Личный тренер В самом начале все так говорят, но постепенно привыкают и проявляют интерес.
개인 트레이너 처음에는 다들 그렇지만, 어느 정도 익숙해 지면 재미가 있을 거예요.
브싸몸 나찰레 프쎄 딱 가바럇, 노 빠스쩨뻰너 쁘리븨까윳 이 쁘라이블랴윳 인쩨레스.

Пациент Было бы хорошо, если так.
환자 저도 그렇게 되었으면 좋겠어요.
브일로 븨 하라쇼, 예슬리 딱.

Личный тренер Также мы подберем упражнения для укрепления мышц.
개인 트레이너 우리는 환자분의 근육을 강화시키기 위한 다른 운동도 같이 병행 할 것입니다.
딱줴 믜 빠드비롬 우쁘라즈네니야 들랴 우끄레쁠레니야 므이쉬쯔.

Пациент Не произойдет бы слишком быстрый рост мышц?
환자 근육이 너무 많이 생기지 않을까요?
니 쁘라이자이죳 븨 슬리쉬꼼 브이스뜨릐 로스뜨 므이쉬쯔?

Личный тренер Совсем нет, поднятие штанги приведет к сжиганию жира и ваши мышцы снова станут упругими.
개인 트레이너 전혀요. 바벨을 들어 올리는 운동은 지방으로 대체되었던 근육을 다시 만들어 줄 거예요.
싸프셈 녯, 빠드냐찌에 쉬딴기 쁘리비죳 끄스쥐가니유 쥐라 이 바쉬 므이쉬찌 스노바 스따눗 우쁘루기미.

Личный тренер Во время занятий спортом улучшаются метаболические процессы.
개인 트레이너 운동을 하는 동안 신진 대사율이 높아질 겁니다.
바브레먀 자냐찌이 스뽀르똠 울루샤윳짜 메따발리체스끼에 쁘라쩨씌.

Пациент Даже так.
환자 그렇군요.
다줴 딱.

Личный тренер Сегодня первый день, начнем с растяжки и базовых упражнений.
개인 트레이너 첫 날이니까 하기에 무난한 스트레칭과 기본적인 운동부터 시작하겠습니다.
씨보드냐 뻬르븨 젠, 나치놈 스라스쨔쉬끼 이 바자븨흐 우쁘라즤네니이.

Личный тренер При выполнении упражнений важно соблюдать правильное дыхание и быть осторожным, чтобы не получить травму.

개인 트레이너 근육운동에는 숨쉬기가 무엇보다 중요한데, 몸을 다치지 않게 해 주어요.

쁘리 븨빨녜니이 우쁘라즤녜니이 바즤너 싸블류다찌 쁘라빌노에 듸하니에 이 브이찌 아스따로즤님, 쉬또븨 니 빨루치찌 뜨라브무.

Пациент Важно правильно дышать.

환자 숨쉬기가 중요하군요.

바즤너 쁘라빌너 드이샤찌.

Личный тренер Смотрите на меня и повторяйте за мной. Сначала сделайте вдох носом. Теперь сделайте выдох ртом.

개인 트레이너 저를 잘 보고 따라 하세요. 우선 코로 숨을 들이쉬세요. 그리고 입으로 호흡을 내 뱉으세요.

스마뜨리쩨 나미냐 이 빠프따랴이쩨 자므노이. 스나찰라 즈젤라이쩨 브도흐 노솜. 찌뻬리 즈젤라이쩨 브이도흐 르똠.

Пациент Ыммммм..... уууууу

환자 음~~~~ 휴우~~~~~

으임…. 우우우우우우

Личный тренер Все правильно. Повторите еще несколько раз. После этого покрутите велосипед в течение 10 минут.

개인 트레이너 잘 하고 있군요. 그렇게 몇 번을 반복하세요. 그 다음에 자전거를 10분 동안 타도록 하지요.

프쇼 쁘라빌너. 빠프따리쩨 이쑈 녜슬꼴꺼 라스. 뽀슬레 에떠보 빠끄루찌쩨 벨로시뼷 브쪠체니에 제싯찌 미눗.

Личный тренер Постепенно будем увеличивать время тренировок.

개인 트레이너 운동 시간은 점차 늘려가도록 하겠습니다.

빠스쪠뻰너 부짐 우벨리치바찌 브레먀 뜨레니로복.

Пациент Хорошо.

환자 좋습니다.

하라쇼.

Личный тренер Так, подойдите сюда и садитесь на велосипед.

개인 트레이너 자, 이쪽으로 오셔서 자전거에 앉아 보시겠어요?

딱, 빠다이지쩨 슈다 이 사지쩨시 나벨로시뼷.

Личный тренер Я научу как пользоваться тренажером.
개인 트레이너 제가 기계 작동하는 방법을 가르쳐 드리겠습니다.
야 나우츄 깍 뽈저바쨔 뜨레나죠롬.

Пациент Как нужно крутить велосипед?
환자 자전거는 어떻게 타야 하나요?
깍 누즈너 끄루찌찌 벨로시뻿?

Личный тренер В самом начале нет необходимости быстро крутить.
개인 트레이너 처음부터 빨리 타실 필요는 없습니다.
브사몸 나찰레 녯 니아브하지머스찌 빅스뜨러 끄루찌찌.

Личный тренер Важнее не скорость, а время.
개인 트레이너 속도가 중요한 것이 아니라 타는 시간이 중요합니다.
바즈녜예 니 스꼬로스찌, 아 브레먀.

Пациент Понятно. Спасибо.
환자 알겠습니다. 감사합니다.
빠냐뜨너. 스빠시버.

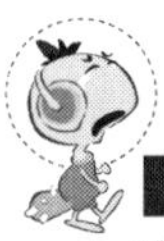

새로운 표현

инструктор 교관, 지도자
упругий 탄력있는
метаболический процесс 신진대사
растяжка (растяжение) 스트레칭

14 Отделение семейной медицины 가정의학과
앗젤레니에 시메이노이 메지찌늬

Пациент По-моему я простудился ... Слабость во всем теле, боль в мышцах и ломит кости.
환자 독감에 걸린 것 같아요 ... 온 몸에 힘이 없고, 근육과 뼈마디가 아파요.
빠-마예무 야 쁘라스뚜질샤 … 슬라보스찌 바프셈 젤레, 볼 브므이쉬쨔흐 이 로밋 꼬스찌.

Медсестра У вас есть температура?
간호사 열은 있으세요?
우 바스 예스찌 쪰뻬라뚜라?

Пациент Меня знобит и совсем нет сил.
환자 오한이 있고, 몸에 힘이 없어요.
미냐 즈노빗 이 사프셈 녯 실.

Медсестра У вас насморк?
간호사 콧물은 흐르나요?
우 바스 나스모르크?

Пациент Да, к тому же текут слезы.
환자 네, 그리고 눈물도 나요.
다, 크따무 줴 찌꿋 슬료즈이.

Медсестра Горло болит?
간호사 목은 아프신가요?
고를러 발릿?

Пациент Да, есть кашель и выделяется мокрота.
환자 네, 기침도 많이 나고, 가래도 나와요.
다, 예스찌 까쉘 이 븨젤랴에쨔 마끄라따.

Медсестра Перед врачебным приемом я измерю вам температуру.
간호사 의사선생님 진찰 전에 체온을 재보도록 할게요.
삐렛 브라체브늼 쁘리요몸 야 이즈메류 밤 쪰뻬라뚜루.

(после осмотра врачом) (의사선생님 진찰 후)

Медсестра Врач выписал вам препараты от простуды и кашля. На 1-ом (первом) этаже в аптеке вы сможете купить лекарства по рецепту.
간호사 선생님이 감기약과 기침약 처방을 하셨어요. 1층에 있는 약국에서 처방된 약을 사시면 됩니다.
브라치 븨삐살 밤 쁘리빠라띄 앗쁘라스뚜드이 이 까쉴랴. 나뻬르봄 에따줴 바쁘쩨께 븨 스모쥐쩨 꾸삐찌 리까르스트바 빠리쩹뚜.

Пациент Спасибо. Можно обойтись без укола?
환자 감사합니다. 그런데 주사는 안 맞아도 되나요?
스빠시버. 모즈너 아바이찌시 베스 우꼴라?

Медсестра Да, так как простуда еще на начальном этапе. Можно обойтись без инъекции, но если состояние ухудшится прийдите снова.

간호사 네, 아직 많이 심하지 않아서 주사는 맞지 않아도 됩니다. 하지만 감기가 더 심해지면 다시 오세요.

다, 딱 깍 쁘라스뚜다 이쑈 나나찰놈 에따뻬. 모지너 아바이찌시

Пациент Какие продукты необходимо исключить?

환자 음식은 어떤 것을 조심해야 하나요?

까끼에 쁘라둑띄 니아브하지머 이스끌류치찌?

Медсестра Нет необходимости менять рацион питания. Во время приема медикаментов не употребляйте алкогольные напитки.

간호사 특별히 조심해야 할건 없어요. 약을 복용하는 동안 음주는 자제해 주세요.

녯 니아브하지머스찌 미냐찌 라찌온 삐따니야. 바브레먀 쁘리요마 메지까멘또프 니 우빠뜨레블랴이쩨 알카골늬에 나삐뜨끼.

Пациент Понятно. Спасибо.

환자 알겠습니다. 감사합니다.

빠냐뜨너. 스빠시버.

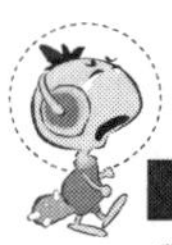

새로운 표현

знобить (무인칭) 오한이 나다
врачебный прием 의사선생님 진찰
купить лекарства по рецепту 처방전에 따른 약을 사다
инъекция 주사

15 Педиатрическое отделение 소아과

빼지아뜨리체스꼬에 앗젤레니에

- На прием к врачу пришла мама с сыном.
한 엄마가 아들을 병원에 데리고 왔다.

Мама Здравствуйте! Это мой сын Сергей. Вчера, после того как он вернулся со школы, ближе к вечеру появился сильный кашель.
엄마 안녕하세요. 제 아들 세르게이예요. 어제 학교에서 돌아온 후 저녁 무렵부터 기침을 많이 합니다.
즈드라스뜨부이쩨! 에떠 모이 스인 세르게이. 프체라, 뽀슬레 따보 깍 온 베르눌샤 사쉬꼴리.

Медсестра А есть ли температура?
간호사 아이에게 열은 있나요?
아 예스찌 리 쩸뻬라뚜라?

Мама Нет, температуры нет.
엄마 아니요, 열은 없어요.
녯, 쩸뻬라뚜리 녯.

Медсестра Других симптомов нет?
간호사 다른 특이한 증상은 없나요?
드루기흐 심쁘또모프 녯?

Мама Нет аппетита, почти ничего не ест.
엄마 식욕이 없는지 아이가 밥을 거의 먹지 않아요.
녯 아뻬찌따, 빠치찌 니체보 니 예스뜨.

Медсестра Ночью спит хорошо? Сон спокойный?
간호사 밤에는 어떤가요? 잠은 잘 자나요?
노취유 스삣 하라쇼? 손 스빠꼬이느이?

Мама Обычно он спит хорошо, но прошлой ночью я была рядом он ворочился и почти не спал.
엄마 보통은 잘 자는 편인데, 어젯밤 제가 같이 있을 때에는 잠을 거의 못 자고 뒤척거렸어요.
아브이치너 온 스삣 하라쇼, 노 쁘로쉴로이 노치유 야 브일라 랴덤 온 바로칠샤 ㅠ 빠치찌 니 스빨.

Медсестра Понятно. Давайте измерим температуру и посмотрим в чем же причина.
간호사 알겠습니다. 체온을 재보고, 무엇이 잘못됐는지 보지요.
빠냐뜨너. 다바이쩨 이즈메림 쩸뻬라뚜루 이 빠스모뜨림 브춈 줴 쁘리치나.

(Медсестра подходит к Сергею)
(간호사는 세르게이에게로 다가간다)

Медсестра Серёжа, у тебя температура. Если ли чувство жара?
간호사 세료자야, 열이 좀 있구나. 더운 것 같니?
씨료자, 우 찌뱌 쩸뻬라뚜라. 예슬리 리 춥스뜨버 좌라?

Серёжа Нет, мне не жарко, но хочется спать.
세료자 아니요, 덥진 않은데 졸려요.
녯, 므녜 니 좌르꺼, 노 호쳇쨔 츠빳찌.

Медсестра Немного подожди. Скоро тебя осмотрит врач.
간호사 조금만 참으렴. 의사선생님이 곧 진찰 하실거야.
니므노거 빠다즈지. 스꼬러 찌뱌 아스모뜨릿 브라치.

(После осмотра врачом)
(의사선생님 진료 후)

Медсестра Врач сказал что у Серёжи простуда, а также воспаление миндалин.
간호사 선생님이 그러시는데 세료자는 감기에다 편도선에 염증이 있답니다.
브라치 스까잘 쉬또 우 씨료지 쁘라스뚜라, 아 딱줴 바스빨레니예 민달린.

Мама Ой! Как же быть?
엄마 아! 그럼 어쩌나요?
오이! 깍 줴 브이찌?

Медсестра Он выпишет вам рецепт. Понаблюдайте за его состоянием. Также ему необходим покой и отдых. Если он захочет спать, дайте ему хорошо выспаться.
간호사 약 처방을 해 주실 거예요. 그리고 상태를 지켜 보도록 해요.
당분간은 세료자가 좀 쉬어야 하구요. 잠을 잘 수 있으면, 푹 잘 수 있게 해주세요.
온 비삐쉿 밤 리쩹뜨. 빠나블류다이쩨 자이보 싸스따야니옘.
딱줴 이무 니아브하짐 빠꼬이 이 옷듸흐. 예슬리 온 자호쳇 스빠찌, 다이쩨 이무 하라쇼 븨스빠쨔.

Мама Я постараюсь сделать все, чтобы он полноценно отдохнул.
엄마 충분히 쉴 수 있게 할게요.
야 빠스따라유시 즈젤라찌 프쇼, 쉬또븨 온 뽈노쩬너 앗따흐눌.

Медсестра Вот рецепт, лекарства можно купить в любой аптеке. Записать вас на прием через 3 дня?
간호사 여기 처방전이고요, 아무 약국에서 구입하시면 됩니다. 3일 후로 예약 해 드릴까요?
봇 리쩹뜨, 리까르스트바 모즈너 꾸삐찌 브류보이 압쩨께. 자삐사찌 바스 나쁘리욤 체레즈 뜨리 드냐?

Мама А в случае, если в течение 3-х (трех) дней все пройдет, можно не приходить в поликлинику?
엄마 혹시 3일 동안 다 나으면 병원에 오지 않아도 되나요?
아 브슬루치이, 예슬리 브쪠체니에 뜨료흐 드녜이 프쇼 쁘라이죳, 모즈너 니 쁘리하짓찌 브빨리끌리니꾸?

Медсестра Можно не приходить, но для безопасности лучше еще раз прийти на осмотр врача.
간호사 오지 않으셔도 되지만, 한번 더 의사선생님께 진찰을 받아 보는 것이 더 안전할 것 같습니다.
모즈너 니 쁘리하지찌, 노 들랴 베스아빠스노스찌 루쉐 이쑈 라스 쁘리이찌 나아스모뜨르 브라차.

Мама Хорошо, тогда запишите нас на прием через 3 дня.
엄마 음 ... 그렇다면 3일 후로 예약해 주세요.
하라쇼, 따그다 자삐쉬쩨 나스 나쁘리욤 체레스 뜨리드냐.

Медсестра На этой неделе в пятницу в 11 часов вам удобно?
간호사 그럼 이번 주 금요일 오전 11시는 어떤가요?
나에떠가 니젤례 브뺫뜨니쭈 브아지낫짜찌 치숍 밤 우도브너?

Мама Да, хорошо. Спасибо.
엄마 네, 좋습니다. 감사합니다.
다, 하라쇼. 스빠시버.

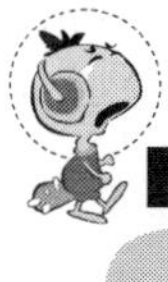

새로운 표현

педиатрия 소아과 **педиатрический** 소아과의

16 Неврологическое отделение 신경과
네브로라기체스꼬예 앗젤레니에

- На прием пришел пациент перенесший инсульт.
뇌졸중 환자가 병원에 방문했다.

Пациент Добрый день! У меня запись на 11:00.
환자 안녕하세요! 11시에 예약된 사람입니다.
도브리 젠! 우 미냐 자삐시 나아지낫짜찌.

Медсестра Да, верно. Подождите немного врач примет вас.
간호사 아, 그러세요. 잠시만 기다리시면 의사 선생님께서 진찰하실 겁니다.
다, 베르너. 빠다즈지쩨 니므노거 브라치 쁘리묫 바스.

Пациент Хорошо.
환자 네, 알겠습니다.
하라쇼.

Медсестра Вы принимали лекарства, которые вам были прописаны до этого?
간호사 그런데 지난번 지시한 대로 약은 잘 드셨나요?
븨 쁘리니말리 리까르스트바, 까또리에 밤 브일리 쁘로삐산늬 다에떠보?

Пациент Да, но не смотря на то что я их принимал, у меня сильное головокружение.
환자 네, 그런데 약을 먹어도 많이 어지러웠어요.
다, 노 니 스마뜨랴 나 또 쉬또 야 이흐 쁘리니말, 우 미냐 실노에 갈라바끄루제니에.

Медсестра А головные боли тоже есть?
간호사 두통도 있었나요?
아 갈라브늬에 볼리 또줴 예스찌?

Пациент Да, голова болит настолько сильно, что иногда я пропускаю прием пищи и в течение всего дня лежу в постели.
환자 네, 머리도 많이 아팠어요. 너무 심해서 어떤 때는 식사 시간을 제외하고는 하루 종일 자리에 누워 있었어요.
다, 갈라바 발릿 나스꼴꺼 씰너, 쉬또 이나그다 야 쁘라뿌스까유 쁘리욤 삐쉬 이 브쪠체니에 프쎄보 드냐 레쥬 브빠스쩰리.

Медсестра Несмотря на головокружение нужно вставать и выполнять простые гимнастические упражнения.

간호사 어지럽더라도 일어나서 걷기나 가벼운 스트레칭 같은 운동을 하셔야 해요.

니스모뜨랴 나갈라바끄루제니에 누즈너 프스따바찌 이 븨빨냐찌 쁘라스띄에 김나스찌체스끼에 우쁘라즈네니야.

Пациент Я стараюсь так и делать, но тело меня не слушается.

환자 저도 하려고 했지만, 몸이 말을 듣지 않네요.

야 스따라유시 딱 이 젤라찌, 노 쩰러 미냐 니 슬루샤엣쨔.

Пациент Когда я хочу повернуть направо, мои ноги идут в противоположную сторону. А, когда я пытаюсь пойти прямо, меня качает из стороны в сторону.

환자 나는 오른편으로 가려고 하는데 발은 반대로 가는 거예요. 그리고 똑 바로 걸으려고 하는데 몸은 지그재그로 가고 있어요.

까그다 야 하추 빠베르누찌 나쁘라보, 마이 나기 이듯 브쁘라찌바빨로즈누유 스또로누. 아, 까그다 야 쁘이따유시 빠이찌 쁘랴머, 미냐 까차엣 이스 스따란늬 브스또로누.

Медсестра Похоже есть проблемы в мышцах.

간호사 근육제어에 어려움이 있어 보이네요.

빠호줴 예스찌 쁘라블레믜 브믜이쉬쨔흐.

Медсестра При нарушении равновесия во время ходьбы обязательно используйте трость для опоры.

간호사 균형을 잃을 경우를 대비해서, 걸으실 때 꼭 지팡이를 사용하도록 하세요.

쁘리 나루쉐니이 라브나베시야 바브레먀 하지브이 아비자쩰너 이스뽈주이쩨 뜨로스찌 들랴 아뽀릐.

Пациент Понятно. Спасибо.]

환자 알겠습니다. 고마워요.

빠냐뜨너. 스빠시버.

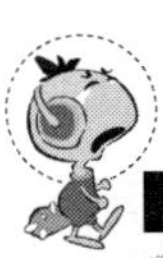

새로운 표현

неврология 신경학	**неврологический** 신경학의
инсульт 졸도	**пациент перенесший инсульт** 뇌졸중 환자
головокружение 현기증	**из стороны в сторону** 지그재그로

17 Ортопедическое отделение 정형외과
아르따뻬지체스꼬에 앗젤레니에

Растяжение связки 늘어난 인대
라스찌줴니에 스뱌스끼

Пациент Здравствуйте! Я играл в футбол и по-моему вывихнул лодыжку.
환자 안녕하세요. 축구를 하다가 발목을 삔 것 같아요.
즈드라스뜨부이쩨! 야 이그랄 브푸뜨볼 이 빠-마예무 브이비흐눌 라드이시꾸.

Медсестра У вас отек.
간호사 발목이 부었군요.
우 바스 아쬭.

Пациент Да, похоже я растянул связки. Очень сильная боль.
환자 네, 인대가 늘어난 거 같아요. 통증이 심합니다.
다, 빠호줴 야 라스찌눌 스뱌스끼. 오친 씰나야 볼.

Медсестра Если у Вас только растяжение связок, то нет необходимости накладывать гипс, но если есть перелом, необходимо наложить гипс.
간호사 인대만 늘어났다면 깁스를 할 필요는 없지만, 골절이라면 깁스를 해야만 합니다.
예스리 우 바스 똘꺼 라스찌줴니에 스뱌족, 또 넷 니아브하지머스찌 나끌라듸바찌 깁스, 노 예슬리 예스찌 뻬렐롬, 니아브하지머 날라줘찌 깁스.

Пациент А! Неужели! Если наложат гипс, сколько времени нужно будем в нем ходить?
환자 아! 그럴 수가! 깁스를 한다면 얼마나 오래 하고 있어야 하나요?
아! 니우젤리! 예슬리 날로잣 깁스, 스꼴꺼 브레메니 누즤너 부짐 브뇸 하지찌?

Медсестра Я узнаю у врача, что нужно сделать. В первую очередь необходимо снять рентген для того, чтобы узнать есть перелом или нет. После этого врач примет решение.
간호사 의사 선생님께 물어 보도록 할게요. 우선 엑스레이를 찍어서 골절이 있는지 없는지 확인부터 하도록 하지요. 그 다음은 의사 선생님께서 판단하실 거예요.

야 우즈나유 우 브라챠, 쉬또 누즈너 즈젤라찌. 브뻬르부유 오체레지 니아브하지머 스냐찌 렌뜨겐 들랴 따보, 쉬또븨 우즈나찌 예스찌 뻬렐롬 일리 녯. 뽀슬레 에떠보 브라치 쁘리못 리쉐니에.

Пациент Если мне наложат гипс, смогу ли я ходить?
환자 깁스를 한다면 걸을 수는 있을까요?
예슬리 므녜 날로잣 깁스, 스마구 리 야 하지찌?

Медсестра Пока гипс не снимут, вы сможете передвигаться, используя костыли.
간호사 깁스를 하신 동안은 목발을 사용하시면 걸을 수 있습니다.
빠까 깁스 니 스니뭇, 븨 스모쥐쩨 뻬레드비가쨔, 이스뽈주야 까스뜨일리.

(После приема врача) (의사 선생님 진료 후)

Медсестра Врач назначил вам рентгеновское обследование. Возьмите направление, оплатите в кассу, и пройдите в отделение лучевой диагностики. После рентгена вернитесь сюда.
간호사 선생님이 엑스레이 촬영을 지시하셨습니다. 이 용지를 갖고 먼저 원무과에서 수납하신 후 방사선과로 가서 촬영하시고 다시 오십시오.
브라치 나즈나칠 밤 렌뜨게놉스꼬에 압슬레더바니에. 바지미쩨 나쁘라블레니에, 아쁠라찌쩨 브까쑤, 이 쁘라이지쩨 브아뜨젤레니에 루체보이 지아그노스찌끼. 뽀슬레 렌뜨게나 베르니쩨시 슈다.

Пациент А где находится отделение лучевой диагностики?
환자 방사선과는 어디로 가면 되나요?
아 그제 나호짓쨔 앗젤레니에 루체보이 지아그노스찌끼?

Медсестра Спуститесь на 1-й подземный этаж, сбоку от лифта следуйте указателям, и по ним вы найдете дорогу.
간호사 지하1층으로 내려가시면 엘리베이터 출구 옆에 안내판이 있을 거예요. 그거 보시고 찾아가시면 됩니다.
스뿌스찌쩨시 나뻬르보이 빠드젬늬 에따쉬, 즈보꾸 아뜨리프따 슬레두이쩨 우까자젤랴, 이 빠님 븨 나이죠쩨 다로구.

Пациент Спасибо.
환자 감사합니다.
스빠시버.

새로운 표현

ортопед, ортопедист 정형외과 의사
ортопедия 정형외과
лодыжка 발목 **отек** 부종
наложить гипс 깁스를 하다
рентген 엑스레이
перелом 골절
отделение лучевой диагностики 방사선 진단학과

Травмы и ссадины 타박상과 찰과상
뜨라브믜 이 싸지늬

Пациент
환자
Я упал с велосипеда и у меня очень сильно болит поясница.
자전거에서 떨어졌는데 허리가 너무 아파요.
야 우빨 스벨로시뻬다 이 우미냐 오친 씰너 발릿 빠이스니짜.

Медсестра
간호사
Что-то еще болит?
다른 곳은 아픈 데가 없나요?
쉬또-또 이쑈 발릿?

Пациент
환자
Чувство тяжести в плечах и ноющая боль в области шеи.
목도 뻐근하고 왼쪽 어깨도 욱신거려요.
춥스뜨버 쨔줴스찌 브쁠레챠흐 이 노유샤야 볼 브오블라스찌 쉐이.

Медсестра
간호사
Попробуйте поднять руки вверх?
팔을 위로 한번 올려보시겠어요?
빠쁘로부이쩨 빠드냐찌 루끼 베르흐?

Пациент
환자
Аааа... Больно. Не могу поднять руки.
아~ 아파요. 팔이 올라가지 않아요.
아아아아… 볼너. 니마구 빠드냐찌 루끼.

Медсестра
간호사
Есть ли травмы?
타박상은 있나요?
예스찌 리 뜨라브믜?

Пациент Разбил коленки.
환자 무릎이 까졌어요.
라즈빌 깔렌끼.

Медсестра Немного подождите здесь. Скоро врач примет вас.
간호사 여기서 잠시만 기다리세요. 의사선생님이 곧 진찰하실 겁니다.
니므노거 빠다즈지쩨 즈제시. 스꼬러 브라치 쁘리못 바스.

새로운 표현

поясница 허리
ныть –ною –ноешь (1, 2인칭 안 쓰임) 통증을 느끼다

Грыжа диска 추간판 탈출증
라제르나야 쩨라삐야

Пациент Снова беспокоит диск в пояснице.
환자 허리 디스크가 다시 재발했어요.
스노바 베스빠꼬잇 디스크 브뽀이스니쩨.

Медсестра Вы не слишком напрягали мышцы в пояснице?
간호사 허리 근육을 무리하게 썼나요?
븨 니 슬리쉬꼼 나쁘랴갈리 므이쉬찌 브뽀이스니쩨?

Пациент Дайте подумать. Я вчера весь день работал за компьютером в сидячем положении.
환자 글쎄요. 어제 하루 종일 컴퓨터 앞에 앉아서 작업을 했어요.
다이쩨 빠두마찌. 야 프체라 베시 젠 라보딸 자깜쀼테롬 브시쟈쳄 빨라줴니이.

Медсестра Похоже чрезмерно перегрузили позвоночник. Во время работы за компьютером, в промежутках необходимо вставать и делать гимнастику, чтобы растянуть мышцы.
간호사 척추에 무리가 갔는것 같군요. 컴퓨터 작업을 할 때는 중간중간에 일어나서 스트레칭을 해서 근육을 풀어줘야 해요.
빠호줴 츠레즈메르너 뻬레그루질리 빠즈바노치닉. 바브레먀 라보띄 자깜쀼테롬, 브쁘로메주뜨까흐 니아브하지머 프스따바찌 이 젤라찌 김나스찌꾸, 쉬또븨 라스찌누찌 므이쉬찌.

Пациент Хорошо, я запомню.
환자 명심하겠습니다.
하라쇼, 야 자뽐뉴.

Медсестра Сегодня вы пойдете на физиолечение?
간호사 오늘 물리치료를 받으시겠어요?
씨보드냐 븨 빠이죳쩨 나피지아리체니에?

Пациент Да, в прошлый раз после сеанса инфракрасного массажа был эффект.
환자 네, 지난번 원적외선 마사지는 효과가 있더군요.
다, 브쁘로쉴르이 라스 뽀슬레 시안사 인프라끄라스노보 마싸좌 브일 이펙트.

Медсестра Во время приема врач выпишет вам направление на физиолечение.
간호사 선생님이 진찰 하시고 물리치료 처방을 하실 겁니다.
바브레먀 쁘리요마 브라치 브이삐쉣 밤 나쁘라블레니에 나 피지아리체니에.

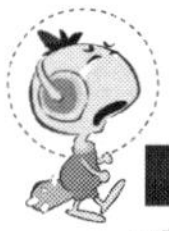

새로운 표현

грыжа 돌출부분 (헤르니아)
чрезмерный 과도한, 지나친
инфракрасный массаж 적외선 마사지
дальний инфракрасный 원적외선

18 Пластическая и реконструктивная пластическая хирургия
성형/재건외과
뺄라스찌체스까야 이 리깐스뜨룩찌브나야 뺄라스찌체스까야 히루르기야

- На прием пришла женщина.
한 여성이 병원에 방문했다.

Медсестра Доброе утро! Чем я могу вам помочь?
간호사 안녕하세요. 무엇을 도와드릴까요?
도브레 우뜨러! 쳄 야 마구 밤 빠모치?

Пациент Я хотела бы узнать кое-что о пластической хирургии.
환자 성형수술에 대해 알아보려고 왔는데요.
야 하쩰라 븨 우즈나찌 꼬에-쉬또 아쁠라스찌체스꼬이 히루르기이.

Медсестра Что именно вас интересует?
간호사 어느 부분을 원하나요?
쉬또 이멘너 바스 인쩨레수엣?

Пациент Пластика верхнего века и хочу приподнять переносицу.
환자 쌍꺼풀수술과 콧대를 좀 높이고 싶어요.
쁠라스찌까 베르흐녜보 베까 이 하추 쁘리빠드냐찌 뻬레나시쭈.

Медсестра Ясно. На консультации с пластическим хирургом можно узнать каким образом проводится операция. До этого я вам коротко объясню основные моменты операции.
간호사 알겠습니다. 성형외과 전문의와 상담을 통해 어떻게 수술할건지 결정할 겁니다. 우선 제가 성형수술에 대해 간단히 요약 설명을 해 드리겠습니다.
야스너. 나깐술따찌이 스쁠라스찌체스낌 히루르곰 모즈너 우즈나찌 까낌 오브라좀 쁘라보짓쨔 아뻬라찌야. 다에떠보 야 밤 꼬로뜨꼬 아브이스뉴 아스나브늬에 마멘띄 아뻬라찌이.

Пациент Спасибо.
환자 감사합니다.
스빠시버.

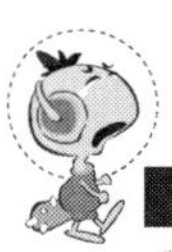

새로운 표현

пластическая хирургия 성형외과
реконструктивная пластическая хирургия 재건 성형 외과
пластика верхнего века 쌍꺼풀 수술
переносица 양미간, 콧대

Операции на нос (Пластика носа-Ринопластика)
코 수술(코 성형수술)
아뻬라찌이 나노스 (쁠라스찌까 노사-리나쁠라스찌까)

Пациент Я хочу сделать операцию на нос. Какие есть виды операции?
환자 코 수술을 하려고 하는데, 어떤 수술이 있습니까?
야 하추 즈젤라찌 아뻬라찌유 나노스. 까끼에 예스찌 비디 아뻬라찌이?

Медсестра Посредством разреза слизистой оболочки ноздри вводится искусственный хрящ для увеличения носа.
간호사 인조 연골을 콧구멍을 통해 외과적으로 삽입하는 코 확대술이 있습니다.
빠스렛스뜨봄 라즈레자 슬리지스또이 아발로치끼 나즈드리 보짓쨔 이스꾸스뜨벤늬 흐랴쉬 들랴 우벨리체니야 노사.

Пациент Но мой нос слишком большой, в этом и проблема.
환자 그런데 제 코는 너무 커서 문제예요.
노 모이 노스 슬리쉬꼼 발쇼이, 브에똠 이 쁘라블레마.

Медсестра Да, действительно. Кто-то хочет уменьшить широкий нос, кто-то хочет подкорректировать искривленную линию носа.
간호사 네, 그렇군요. 어떤 사람들은 코의 넓이를 줄이거나 삐뚤어진 코의 라인을 고치고 싶어 합니다.
다, 제이스뜨비쩰너. 크또-떠 호쳇 우멘쉬찌 쉬로끼 노스, 크또-떠 호쳇 빠드까렉찌로바찌 이스끄리블룐누유 리니유 노사.

Пациент У меня очень большой нос и немного искривленный, я хочу уменьшить его.
환자 제 코는 너무 크고 좀 삐뚤어서 작아지는 수술을 하고 싶어요.
우미냐 오친 발쇼이 노스 이 니므노거 이스끄리브룐늬, 야 하추 우멘쉬찌 이보.

Медсестра Для уменьшения носа нужно удалить хрящевую и костную ткани, поэтому операция не простая.
간호사 축소술은 연골과 뼈를 깎아 내야 하기 때문에 조금 더 복잡합니다.
들랴 우멘쉐니야 노사 누즈너 우달리찌 흐랴쉐부유 이 꼬스누유 뜨까니, 빠에떠무 아뻬라찌야 니쁘라스따야.

Пациент А это опасно?
환자 위험하지는 않나요?
아 에떠 아빠스너?

Медсестра В нашей клинике было проведено несколько десятков похожих операций с успехом, так как у нас работают высококвалифицированные врачи.

간호사 저희 병원은 이미 비슷한 수술을 수십 차례 성공적으로 한 경험이 있고, 의사선생님들도 실력이 좋습니다.

브나쉐이 끌리니께 브일로 쁘라베제노 녜슬꼴꺼 지샤뜨꼬프 빠호쥐흐 아뻬라찌이 스우스뻬홈, 딱 깍 우나스 라보따윳 븨사꼬크발리피찌로반늬에 브라치.

Пациент Сколько стоит операция?

환자 수술 가격은 어떤가요?

스꼴꺼 스또잇 아뻬라찌야?

Медсестра По поводу стоимости операции вас проконсультирует координатор.

간호사 수술 가격에 대해서는 코디네이터가 상담해 드릴 겁니다.

빠뽀보두 스또이모스찌 아뻬라찌이 바스 쁘라깐술찌루엣 까르지나또르.

Пациент Какую анестезию проводят во время операции?

환자 수술할 때 마취는 어떻게 하나요?

까꾸유 아네스테지유 쁘라보쟛 바브레먀 아뻬라찌이?

Медсестра Подается общий наркоз и после приступают к операции.

간호사 전신 마취 후 수술을 하게 됩니다.

빠다욧쨔 옵쉬 나르꼬스 이 뽀슬레 쁘리스뚜빠윳 끄아뻬라찌이.

Пациент Спасибо.

환자 감사합니다.

스빠시버.

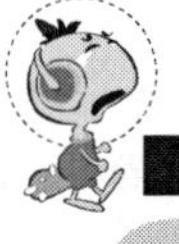

새로운 표현

ринопластика 코 성형술
слизистый 점액에 싸인
оболочка 막, 덮개
ноздря 콧구멍
искривить 구부리다
хрящ 연골
высококвалифицированные врачи 고도의 자격을 갖춘 의사들
общий наркоз 전신마취

Пластика века 쌍꺼풀 수술
뻘라스찌까 베까

Пациент У меня очень маленькие глаза, я хочу их прооперировать.
환자 제 눈이 너무 작아서 수술을 하고 싶습니다.
우미냐 오친 말렌끼에 글라자, 야 하추 이흐 쁘라아뻬리로바찌.

Медсестра Что касается глаз, то это рядовая операция, большинство людей желают увеличить разрез глаз, чтобы их глаза стали красивее.
간호사 눈의 경우, 많은 사람들이 크고 좀 더 예쁜 눈을 갖고 싶어하는데, 그래서 수술이 아주 일반적으로 행해지고 있습니다.
쉬또 까사엣쨔 글라스, 또 에떠 리다바야 아뻬라찌야, 볼쉰스뜨버 류제이 젤라윳 우벨리치찌 라즈레스 글라스, 쉬또븨 이흐 글라자 스딸리 끄라시베예.

Пациент Эта операция не очень болезненная?
환자 수술이 많이 아프지는 않나요?
에따 아뻬라찌야 니오친 발레즈녠나야?

Медсестра По сравнению с другими операциями, эта операция самая простая. Делается разрез на верхнем веке и придается желаемая форма. Далее накладываются швы и операция заканчивается. По прошествии некоторого времени образуется скадка на верхнем веке.
간호사 다른 수술들과 비교하여 비교적 간단한 시술입니다. 윗 눈꺼풀을 절개해서 원하는 모양에 맞추어 봉합을 하면 수술은 끝납니다. 그리고 시간이 좀 지나면 쌍꺼풀이 자리를 잡게 됩니다.
빠스라브네니유 즈드루기미 아뻬라찌야미, 에따 아뻬라찌야 싸마야 쁘라스따야. 젤라엣쨔 라즈레스 나베르흐넴 베께 이 쁘리다윳쨔 젤라에마야 포르마. 달례 나끌라듸바윳쨔 쉬븨 이 아뻬라찌야 자깐치바엣쨔. 빠쁘라쉐스뜨비이 니까또로보 브레메니 아브라주엣쨔 스까드까 나베르흐넴 베께.

Пациент Через сколько времени полностью образуется «двойное веко»?
환자 완전히 자리 잡기까지는 시간이 얼마나 걸리나요?
체레스 스꼴꺼 브레메니 뽈노스찌유 아브라주엣쨔 "드바이노예 베꺼"?

Медсестра После операции несколько дней будут держаться отеки.
간호사 수술 후 며칠 동안 붓기가 있을 거예요.
뽀슬레 아뻬라찌이 녜슬꼴꺼 드녜이 부둣 제르좌쨔 아쩨끼.

Пациент В таком случае в этот период нужно носить солнцезащитные очки.
환자 그렇다면 그 동안은 선글라스를 써야겠군요.
브따꼼 슬루치이 브에똣 뻬리옷 누즈너 나시찌 손쩨자쉬뜨늬에 아치끼.

Медсестра Отеки спадут и через несколько месяцев глаза будут выглядеть натурально.
간호사 붓기가 빠지고 몇 달 후면 눈은 자연스러워 보일 거예요.
아쩨끼 스빠둣 이 체레스 녜슬꼴꺼 메샤쩨프 글라자 부둣 븨글랴제찌 나뚜랄너.

Пациент Нет ли побочных последствий от операции?
환자 수술 부작용은 없을까요?
녯 리 빠보치늬흐 빠슬렛스뜨비이 아뜨아뻬라찌이?

Медсестра Нет, можно не переживать. Из пластических операций пластика век одна из самых простых.
간호사 네, 걱정하지 않아도 됩니다. 쌍꺼풀 수술은 비교적 간단한 시술 입니다.
녯, 모즈너 니 뻬레지바찌. 이스쁠라스찌체스끼흐 아뻬라찌이 쁠라스찌까 벡 아드나 이스 싸믜흐 쁘라스띄흐.

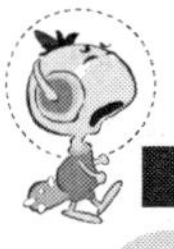

새로운 표현

шов, шва 이음매, 접합점
солнцезащитные очки 선글라스

Устранение морщин 주름제거
우스뜨라네니에 마르쉰

Пациент Как можно избавиться от морщин?
환자 주름을 좀 어떻게 할 수는 없을까요?
깍 모즈너 이즈바비쨔 아뜨마르쉰?

Медсестра Вы хотите устранить морщин вокруг глаз?
간호사 눈가의 주름을 없애고 싶은가요?
븨 하찌쩨 우스뜨라니찌 마르쉰 바끄룩 글라스?

Пациент Да, хочу избавиться от морщин вокруг глаз и носогубные морщин.

환자 네, 눈가의 주름과 볼의 팔자 주름을 없애고 싶습니다.

다, 하추 이즈바비쨔 아뜨마르쉰 바끄룩 글라스 이 나사구브늬에 마르쉰.

Медсестра Одним из основных методов разглаживания и коррекции морщин являются инъекции ботокса.

간호사 주름을 제거하거나 개선하기 위해 보톡스 시술이 가장 일반적으로 행해지고 있습니다.

아드님 이즈아스나브늬흐 메떠도프 라즈글라쥐바니야 이 까렉찌이 마르쉰 이블랴윳쨔 인엑찌이 보톡사.

Пациент Я слышал, что в состав ботокса входит ядовитое вещество.

환자 보톡스에는 독이 있다고 들었는데요.

야 슬리샬, 쉬또 브싸스타프 보톡사 브호짓 이다비또에 비쉐스뜨보.

Медсестра Нет, он безопасен для организма.

간호사 아니요, 우리 몸에 무해합니다.

녯, 온 베즈아빠쎈 들랴 아르가니즈마.

Пациент Процедура проводится путем инъекций?

환자 주사로 시술 하는 건가요?

쁘라쩨두라 쁘라보짓쨔 뿌쫌 인엑찌이?

Медсестра Да, верно. Ботулотоксин вводится в область вокруг глаз, парализует мышцы лица, и когда человек смеется морщинки внешнего угла глаз становятся незаметными.

간호사 그렇습니다. 보툴리누스 독소를 눈 주위에 주사하여 얼굴근육을 마비시키면 웃을 때 눈꼬리의 잔주름이 보이지 않게 됩니다.

다, 베르너. 바뚤라똑신 보짓쨔 브오블라스찌 바끄룩 글라스, 빠랄리주엣 므이쉬찌 리짜, 이 까그다 첼라벡 스메옷쨔 마르쉰끼 브네쉬녜보 우글라 글라스 스따노뱟쨔 니자메뜨늬미.

Пациент Сколько длится эффект?

환자 효과는 얼마나 지속 되나요?

스꼴꺼 들릿쨔 이펙뜨?

Медсестра К сожалению, эффект не долговременный. По истечению нескольких месяцев, пациенту необходимо повторять процедуру каждые 3-4 месяца.

간호사 유감스럽게도 그렇게 오래 지속 되지는 않습니다. 몇 달간 지속되고, 환자분들은 3~4개월 마다 주사를 다시 맞아야 합니다.

크싸좔레니유, 이펙트 니돌고브레멘늬. 빠이스쩨체니유 녜스꼴끼흐 메샤쩨프, 빠찌엔뚜 니 아브하지머 빠프따랴찌 쁘라쩨두루 까즈듸에 뜨리 – 치띄리 메샤짜.

Пациент Процедура безболезненная?
환자 시술 시에 아프지는 않나요?
쁘라쩨두라 베즈발레즈녠나야?

Медсестра Немного больно во время введения иглы.
간호사 주사바늘을 꽂을 때 약간 따끔합니다.
니므노거 볼너 바브레먀 베제니야 이글릐.

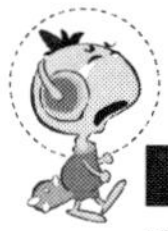

새로운 표현

носогубные морщины 팔자주름
разгладить, разглаживать (о морщинах) 주름을 펴다, 고르게 하다
ботокс 보톡스
ботулотоксин 보툴리누스 독소
парализовать, анестезировать, замораживать 마비시키다
морщинки внешнего угла глаз 눈꼬리 잔주름

Лифтинг лица (круговая подтяжка лица, пластика лица)
안면미용 수술
리프팅 리짜 (끄루가바야 빠드쨔쉬까 리짜, 쁠라스찐까 리짜)

Медсестра Для формирования четкого овала лица и омоложения, есть разные виды лазерной терапии.
간호사 환자분께서 얼굴 전체의 모습을 개선하길 원한다면, 다양한 방법의 레이저 치료법이 있습니다.
들랴 파르미라바니야 쵸뜨꼬보 아발라 리짜 이 아말라줴니야, 예스찌 라즈늬에 비듸 라제르노이 쩨라삐이.

Пациент Достаточно ли будет одного сеанса?
환자 시술은 한번으로 끝나나요?
다스따또치너 리 부짓 아드나보 시안사?

Медсестра Нет, для того чтобы был наилучший эффект, нужно будет пройти 3-4 сеанса.
간호사 아니요. 최대한의 효과를 얻기 위해서 3~4회에 걸쳐서 시술 받기를 권장합니다.
녯, 들랴 따보 쉬또븨 브일 나이루쉬이 이펙뜨, 누즈너 부짓 쁘라이찌 뜨리-치뜨리 시안사.

Пациент А сколько это примерно будет стоить?
환자 비용은 어떤가요?
아 스꼴꺼 에떠 쁘리메르너 부짓 스또이찌?

Медсестра Немного дороговато. По желанию, можно проконсультироваться и мы предоставим более точный прайс.
간호사 가격은 조금 비쌉니다. 원하신다면 상담을 통해 정확한 액수를 뽑아 드리죠.
니므노거 다라가바떠. 빠젤라니유, 모즈너 쁘라깐술찌로바쨔 이 믜 쁘레다스따빔 볼례 또치늬 쁘라이스.

Пациент Понятно. Давайте так и сделаем.
환자 알겠습니다. 그렇게 하지요.
빠냐뜨너. 다바이쩨 딱 이 즈젤라옘.

Медсестра Также есть хирургическая процедура-круговая подтяжка лица. По стоимости немного дешевле.
간호사 그리고 전통적인 안면 거상술도 있습니다. 비용은 좀 더 저렴합니다.
딱줴 예스찌 히루르기체스까야 쁘라쩨두라-끄루가바야 빠드쨔쉬까 리짜. 빠 스또이모스찌 니므노거 지쉐블례.

Пациент Как она проводится?
환자 그것은 어떻게 하는 건가요?
깍 아나 쁘라보짓쨔?

Медсестра Растянутую и обвисшую кожу в области подбородка и лица подтянут и удалят избытки кожи.
간호사 턱 주위와 얼굴 쪽의 늘어나고 쳐진 피부를 끌어 올리고 늘어진 피부를 잘라내는 겁니다.
라스쨔누뚜유 이 아브비슈유 꼬쥬 브오블라스찌 빠드바로뜨까 이 리짜 빠드쨔눗 이 우달랴 이즈브이뜨끼 꼬쥐.

Пациент Какие есть недостатки?
환자 이 시술의 단점은 어떤 건가요?
까끼에 예스찌 니다스따뜨끼?

Медсестра Минусы в том, что остаются следы от разрезов на коже, но они скрываются по линии роста волос, и со временем становятся незаметными.

간호사 단점은 흉터가 남는다는 것이지요. 하지만 흉터는 머리선 밑에 숨겨지고 결국 없어질 겁니다.

미누싀 브똠, 쉬또 아스따윳쨔 슬레듸 아뜨라즈레조프 나꼬줴, 노 아니 스끄릐바윳쨔 빠리니이 로스따 볼로스, 이 싸브레메넴 스따노뱟쨔 니자메뜨늬미.

Пациент А какие положительные стороны?

환자 그럼 장점은 어떤 것이 있나요?

아 까끼에 빨라지쩰늬에 스또로늬?

Медсестра Преимущество в том, что эта процедура дешевле.

간호사 장점은 비용이 저렴하다는 것입니다.

쁘리이무쉐스뜨버 브똠, 쉬또 에따 쁘라쩨두라 지쉐블레.

Пациент Понятно. Я подумаю и приму решение.

환자 알겠습니다. 고민해보고 결정하도록 하지요.

빠냐뜨너. 야 빠두마유 이 쁘리무 리쉐니에.

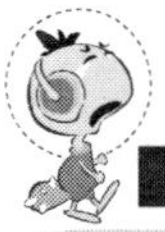

새로운 표현

лифтинг лица (круговая подтяжка лица, пластика лица) 안면성형술
овал 계란형, 타원형
овал лица 얼굴의 윤곽
подбородок 턱
след, шрам, рубец 흉터

Увеличение губ 입술 확대술
우벨리체니에 굽

Пациент Я бы хотела подкорректировать форму губ, какие есть методы?

환자 입술을 고치고 싶은데, 어떤 시술이 있나요?

야 븨 하쩰라 빠드까렉찌로바찌 포르무 굽, 까끼에 예스찌 메또듸?

Медсестра Большинству людей нравятся пухлые губы, для увеличения объема вводится силикон – это самая универсальная процедура.

간호사 일반적으로 많은 사람들이 두툼한 입술을 좋아하는데, 입술을 부풀리기 위해 실리콘을 주입하는 것이 보편적인 시술입니다.

볼쉰스뜨부 류제이 느라뱟쨔 뿌흘리에 구비, 들랴 우벨리체니야 아비요마 보짓쨔 실리콘 – 에떠 사마야 우니베르쌀나야 쁘라쩨두라.

Пациент Да, пухлые губы выглядят соблазнительно.

환자 네, 도톰한 입술은 섹시하게 보이죠.

다, 뿌흘리에 구비 븨글리쟛 사블라즈니쩰너.

Медсестра Верно, ведь даже если измненить только формы губ, лицо выглядет эффектнее.

간호사 네, 두툼한 입술만으로도 얼굴 인상이 많이 좌우되죠.

베르너, 베지 다줴 예슬리 이즈므녜니찌 똘꺼 포르믜 굽, 리쪼 븨글랴짓 이펙뜨녜예.

Пациент Введение ботокса является надежной процедурой?

환자 그런데 실리콘 삽입술이 믿을만한가요?

베제니에 보톡사 이블랴엣쨔 나제즤노이 쁘라쩨두로이?

Медсестра В Америке наполнение ботоксом стало повсеместной процедурой, в других странах, пока еще не настолько распространена.

간호사 실리콘 주입술은 미국에서는 규제되었지만, 다른 국가에는 아직까지 일반적으로 사용되고 있습니다.

브아메리께 나빨녜니에 보톡솜 스딸로 빠프쎄메스노이 쁘라쩨두로이, 브드루기흐 스뜨라나흐, 빠까 이쑈 니 나스똘꺼 라스쁘라스트라넨나.

Пациент Вот как. Еще один раз подумаю и приму решение.

환자 그렇군요. 한번 생각해 보고 결정하도록 하지요.

봇 깍. 이쑈 아진 라스 빠두마유 이 쁘리무 리쉐니에.

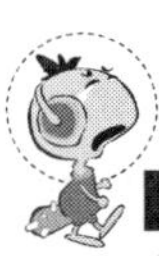

새로운 표현

пухлый 통통한
принять решение 결정을 내리다

Увеличение/уменьшение молочных желез
가슴 확대술/축소술
우벨리체니에/우멘쉐니에 말로치늬흐 젤레스

Пациент Какие есть операции на молочных железах?
환자 가슴 수술은 어떤 건가요?
까끼에 예스찌 아뻬라찌이 나말로치늬흐 젤레자흐?

Медсестра В прошлом, много использовали силиконовые импланты, но так как много осложнений, в настоящее время вводятся гелевые биологические импланты.
간호사 과거에는 보형물로 실리콘을 사용했는데, 의료상 위험하기 때문에 요즘은 식염수 주머니를 대신 삽입하고 있습니다.
브쁘로쉴롬, 므노거 이스뽈저발리 실리코노븨에 임쁠란띄, 노 딱 깍 므노거 아슬라즈녜니이, 브나스따야쉐에 브레먀 보잣쨔 겔레븨에 비알라기체스끼에 임쁠란띄.

Пациент Как проводится операция?
환자 수술은 어떻게 하나요?
깍 쁘라보짓쨔 아뻬라찌야?

Медсестра Обычно под молочную железу через разрез вводится имплант.
간호사 일반적으로 가슴 밑 쪽을 절개해서 보형물을 삽입합니다.
아브이치너 뽓 말로치누유 젤레주 체레스 라즈레스 보짓쨔 임쁠란뜨.

Пациент Эта операция среди женщин пользуется популярностью?
환자 이 수술은 여성들 사이에 인기가 있나요?
에따 아뻬라찌야 스레지 젠쉰 뽈주엣쨔 빠뿔랴르노스찌유?

Медсестра Да, но иногда приходят женщины, которые хотят уменьшить размеры молочных желез (редукция груди).
간호사 네, 하지만 때때로 가슴 축소술을 받으려고 오신 여성분들도 있습니다.
다, 노 이나그다 쁘리호쟛 젠쉬늬, 까또리에 하쨧 우멘쉬찌 라즈메리 말로치늬흐 젤레스 (리둑찌야 그루지).

Пациент Как проводится уменьшение молочных желез?
환자 가슴 축소술은 어떤 건가요?
깍 쁘라보짓쨔 우멘쉐니에 말로치늬흐 젤레스?

Медсестра Чрезмерный объем молочных желез доставляет неудобства и дискомфорт, тогда проводится хирургическая операция для уменьшения размера. Проводится липосакция или из посредством разреза частично удаляются ткань и подкожно жировая клетчатка.

간호사 가슴이 너무 커서 생활에 지장을 주게 되면 수술을 통해 사이즈를 작게 줄이는 방법입니다. 지방흡입을 통해 축소하는 시술과 절개를 통해 축소하는 방법이 있습니다.

츠레즈메르늬 아비욤 말로치늬흐 젤레스 다스따블랴엣 니우돕스트바 이 디스깜포르뜨, 따그다 쁘라보짓쨔 히루르기체스까야 아뻬라찌야 들랴 우멘쉐니야 라즈메라. 쁘라보짓쨔 리빠삭찌야 일리 이스빠스렛스트봄 라즈레자 치스찌츠너 우달랴윳쨔 뜨깐 이 빠드꼬즤너 쥐라바야 끌리챠뜨까.

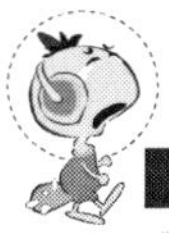

새로운 표현

молочные железы 유방
биологические импланты 식염수 주머니 (가슴 보형물)
редукция груди 가슴축소술
уменьшение молочных желез 유방축소술
липосакция 지방흡입술
жировая клетчатка 지방조직

Контурная пластика/Липосакция
체형 윤곽 수술/지방흡입술
깐뚜르나야 쁠라스찌까/리빠삭찌야

Пациент У меня избыток жира в области живота, даже выполняя физические упражнения никак не получается избавиться от него.

환자 복부에 지방이 많은데, 운동으론 도저히 살을 뺄 수가 없어요. 수술을 통해서 지방을 제거할 수 있을까요?

우미냐 이즈브이똑 쥐라 브오블라스찌 쥐보따, 다줴 븨빨냐야 피지체스끼에 우쁘라즤녜니야 니깍 니 빨루차엣쨔 이즈바비쨔 아뜨니보.

Медсестра Да, с помощью липосакции можно удалить лишний жир.

간호사 네, 지방흡입술을 통해 살을 뺄 수 있습니다.

다, 스뽀모쉬유 리빠삭찌이 모즤너 우달리찌 리쉬니 쥐르.

Пациент Что это за процедура?
환자 그건 어떤 건가요?
쉬또 에떠 자쁘라쩨두라?

Медсестра Не только в области живота, но и на бедрах, плечах можно удалить жировые отложения. Вводится катетер в желаемую зону и с помощью аппарата производится откачивание жира.
간호사 복부뿐만 아니라, 이 시술은 허벅지, 윗 팔의 지방을 제거 할 수 있어요. 카테터(관)을 원하는 부위에 삽입하고 기계적으로 지방을 뽑아냅니다.
니 똘꺼 브오블라스찌 쥐보따, 노 이 나뵤드라흐, 쁠레차흐 모즈너 우달리찌 쥐라븨에 아뜰라줴니야. 보짓쨔 까테테르 브줼라에무유 조누 이 스뽀모쉬유 아빠라따 쁘라이즈보짓쨔 아뜨까치바니에 쥐라.

Пациент Есть ли опасные моменты?
환자 의료 위험은 없나요?
예스찌 리 아빠스늬에 마멘띄?

Медсестра Все лечебные процедуры, ведут за собой различные осложнения.
간호사 모든 의료 과정에는 위험이 따릅니다.
프쎄 리체브늬에 쁘라쩨두리, 베둣 자싸보이 라즈리치늬에 아슬라즈녜니야.

Пациент Я слышала, что среди тех кто делал липосакцию бывали смертельные случаи.
환자 지방흡입술도중에 사망하는 사람도 있다고 들었어요.
야 슬리샬라, 쉬또 스레지 쪠흐 크또 젤랄 리빠삭찌유 븨발리 스메르쪨늬에 슬루치이.

Медсестра В большинстве случаев, это последствие наркоза. Операция проводится с соблюдением всех мер безопасности самыми лучшими специалистами в этой области.
간호사 대부분 마취 합병증 때문 일거예요. 수술은 의료상 안전한 환경에서 최고의 숙련된 의료전문의로부터 받습니다.
브볼쉰스뜨베 슬루치예프, 에떠 빠스레드스트비에 나르꼬자. 아뻬라찌야 쁘라보짓쨔 스싸블류제니옘 프쎄흐 메르 베즈아빠스노스찌 사믜이미 루쉬미 스뻬찌알리스따미 브에또이 오블라스찌.

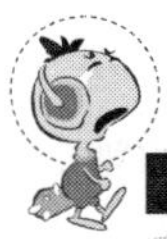

새로운 표현

контурная пластика 윤곽 보정술
бедро 허벅지
предплечье 전완, 전박
катетер 카테터관
откачивать 펌프로 퍼내다

Косметология и центр пересадки волос
영구적 화장술과 모발이식
까스메딸로기야 이 쩬뜨르 뻬레싸뜨끼 발로스

Пациент В последнее время я замечаю много людей с татуажем бровей. Этим можно съэкономить время, затрачиваемое на утренний макияж.

환자 요즘 눈썹 문신한 사람들이 자주 보여요. 아침에 화장하는 시간이 많이 절약 되겠어요.

브빠슬레드녜예 브레먀 야 자미차유 므노거 류제이 스따뚜아줴 브라베이. 에찜 모즈너 스에까노미찌 브레먀, 자뜨라치바에모에 나우뜨렌니 마끼야쉬.

Медсестра Да действительно, татуаж бровей и губ естественным цветом, популярная процедура в настоящее время в косметологии.

간호사 그래요, 눈썹과 입술에 적갈색으로 문신하는 영구적인 화장술이 요사이 유행이죠.

다 제이스뜨비쩰너, 따뚜아쉬 브라베이 이 귭 이스쩨스뜨벤님 쯔베똠, 빠뿔랴르나야 쁘라쩨두라 브나스따야쉐예 브레먀 브까스메딸로기이.

Пациент Люди какого возраста чаще делают татуаж?

환자 주로 어떤 연령대 사람들이 많이 하나요?

류지 까꼬보 보즈라스따 차쉐 젤라윳 따뚜아쉬?

Медсестра До определенного времени много женщин старшего возраста делали татуаж, в настоящее время 30-ти летние женщины тоже приходят, иногда приходят и мужчины.

간호사 이전엔 중년 여성들이 많이 했는데, 요즘은 30대 여성들도 종종 하고, 가끔 남자들도 하곤 합니다.

다아쁘레질룐노보 브레메니 므노거 젠쉰 스따르쉐보 보즈라스따 젤랄리 따뚜아쉬, 브나스따야쉐예 브레먀 뜨리짯찌 레뜨니에 젠쉬늬 또줴 쁘리호쟛, 이나그다 쁘리호쟛 이 무쉬늬.

Пациент Чтобы не носить парик, существует операция по пересадке волос, как она проводится?

환자 가발을 대신할 수 있는 모발이식 수술법은 어떤가요?

쉬또븨 니 나시찌 빠릭, 수쉐스뜨부엣 아뻬라찌야 빠뻬레싸뜨께 발로스, 깍 아나 쁘라보짓쨔?

Медсестра Операция проводится людям, у которых мало волосянных луковиц (диффузная алопеция) или людям, у которых частичное облысение (очаговая алопеция в теменной и лобной области). Трансплантация волос проводится достаточно давно.

간호사 머리숱이 적은 사람들이나 머리선이 뒤로 점점 물러나는 사람들을 위한 모발수술법은 이미 시행 된지 꽤 되었습니다.

아뻬라찌야 쁘라보짓쨔 류잠, 우까또릐흐 말러 발라샨늬흐 루까비쯔 (지푸즈나야 알라뻬찌야) 일리 류잠, 우까또릐흐 치스찌치노에 아블리세니에 (아차고바야 알라뻬찌야 브찌멘노이 이 로브노이 오블라스찌). 뜨란스쁠란따찌야 발로스 쁘라보짓쨔 다스따또츠너 다브노.

Пациент Есть ли осложнения после пересадки волос?

환자 모발이식 수술은 후유증이 없나요?

예스찌 리 아슬라즤녜니야 뽀슬레 뻬레싸뜨끼 발로스?

Медсестра Операция не сложная, осложнений нет. Поэтому мужчины преклонного возраста, решившие снять парик, чаще идут на эту операцию.

간호사 수술이 비교적 간단하다 보니 후유증은 없습니다. 그래서 가발을 벗고자 하는 중년 남성들이 자주 시술 합니다.

아뻬라찌야 니 슬로즤나야, 아즐라즤녜니이 녯. 빠에떠무 무쉬늬 쁘리끌론노보 보즈라스따, 리쉬프쉬에 스냐찌 빠릭, 차쉐 이듯 나에뚜 아뻬라찌유.

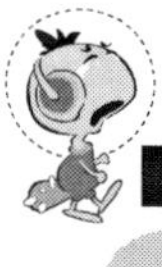

새로운 표현

пересадка волос 모발이식
макияж 화장
татуаж 문신
парик 가발
диффузный 애매한
алопеция 탈모증
теменной 정수리의
лобный 이마의
очаговая алопеция 원형 탈모증
трансплантация 이식법

После операции 수술 후
뽀슬레 아뻬라찌이

Пациент Спасибо за подробные разъяснения. Но я переживаю за после-операционный период ... Если возникнут осложнения, как быть?

환자 오랫동안 자세하게 설명해 주셔서 감사합니다. 그런데 수술 후가 좀 걱정이네요 … 합병증이 발생하면 어떡하나요?

스빠시버 자빠드로브늬에 라즈이스녜니야. 노 야 뻬레쥐바유 자뽀슬레-아뻬라찌온늬 뻬리옷 … 예슬리 바즈니크늇 아슬라즤녜니야, 깍 브이찌?

Медсестра В время восстановительного периода вам назначат антибиотики и мазь для профилактики инфекции и других осложнений.

간호사 저희는 회복단계 동안에 감염과 합병증을 최소화 하기 위해 항생제와 연고를 처방합니다.

브브레먀 바쓰따나비쩰노보 뻬리오다 밤 나즈나찻 안찌비오찌끼 이 마지 들랴 쁘라필락찌끼 인펙찌이 이 드루기흐 아슬라즤녜니이.

Пациент А какие будут предписания после выписки из стационара?

환자 그런데 퇴원 후에는 어떻게 하나요?

아 까끼에 부둣 쁘렛삐사니야 뽀슬레 븨삐스끼 이스스따찌아나라?

Медсестра Обычно пациенты регулярно приходят на амбулаторное лечение. Нужно делать перевязки, а после того как заживет рана вам снимут швы.

간호사 보통 환자분들이 정기적으로 외래내원을 합니다. 드레싱도 받고 상처가 아물면 실밥도 제거하게 됩니다.

아브이치너 빠찌엔띄 레굴랴르너 쁘리호쟛 나암불라또르노에 리체니에. 누즤너 젤라찌 뻬레뱌스끼, 아 뽀슬레 따보 깍 자쥐볏 라나 밤 스니뭇 쉬브이.

Пациент Хорошо.

환자 그렇군요.

하라쇼.

Медсестра После операции мы предоставляем пациентам должный уход. вам не стоит переживать по этому поводу.

간호사 저희는 수술 후에도 환자분들 관리에 철저합니다. 수술에 관해서는 걱정하실 필요가 없습니다.

뽀슬레 아뻬라찌이 믜 쁘레다스따블랴옘 빠찌엔땀 달즤늬 우홋. 밤 니 스또잇 뻬레쥐바찌 빠에떠무 뽀보두.

Пациент Я вам доверяю.
환자 네, 믿음이 가는군요.
야 밤 다베랴유.

Медсестра Вся это информация вам поможет.
간호사 이 모든 정보가 도움이 되었길 바래요.
프샤 에떠 인포르마찌야 밤 빠모즷.

Пациент Да, мне это очень помогло. Спасибо.
환자 많은 도움이 되었습니다. 감사합니다.
다, 므녜 에떠 오친 빠마글로. 스빠시버.

Медсестра После того как вы примите решение и сообщите нам, мы назначим вам дату, когда прийти на лечение.
간호사 환자분께서 어떤 결정을 하시는지 알려주시면 진료예약을 잡아드리겠습니다.
뽀슬레 따보 깍 븨 쁘리미쩨 리쉐니에 이 싸압쉬쩨 남, 믜 나즈나침 밤 다뚜, 까그다 쁘리이찌 나리체니에.

Пациент Да, если я приму решение, я сообщу по телефону.
환자 네, 결정하면 전화로 알려 드릴게요.
다, 예슬리 야 쁘리무 리쉐니에, 야 싸압슈 빠쩰레포누.

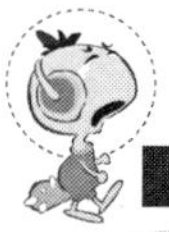

새로운 표현

осложнения 합병증
антибиотики 항생제
профилактика 예방
снимать швы 실밥을 제거하다
после выписки 퇴원 후
амбулаторное лечение 외래치료
перевязка 드레싱

19 Отделение акушерства и гинекологии 산부인과
앗젤레니에 아꾸쉐르스트바 이 기니깔로기이

Обследование на беременность 임신 검사
압슬레더바니에 나베레멘노스찌

Медсестра Здравствуйте! Чем вам помочь?
간호사 안녕하세요! 무엇을 도와 드릴까요?
즈드라스뜨부이쩨! 쳄 밤 빠모치?

Пациент Я хотела бы обследоваться на беременность.
환자 임신 유무를 확인하고 싶어요.
야 하쩰라 븨 압슬레더바쨔 나베레멘노스찌.

Медсестра Когда у вас были последние менструации?
간호사 마지막 월경이 원제였죠?
까그다 우바스 브일리 빠슬레드니에 멘스뜨루아찌이?

Пациент В начале прошлого месяца. Уже должны были быть месячные, но они не наступили.
환자 지난달 초였던가! 그래요. 월경 주기가 지났는데, 월경이 없어요.
브나찰레 쁘로쉴로보 메샤짜. 우줴 달지늬 브일리 브이찌 메샤치늬에, 노 아니 니 나스뚜삘리.

Медсестра Были ли у вас половые контакты после последней менструации?
간호사 지난 배란기 전 후 해서 관계를 가졌나요?
브일리 리 우바스 빨라븨에 깐딱띄 뽀슬레 빠슬레드네이 멘스뜨루아찌이?

Пациент Да, были.
환자 네, 그랬어요.
다, 브일리.

Медсестра Вы пользовались контрацептивами?
간호사 피임은 했었나요?
븨 뽈저발리시 깐뜨라쩹찌바미?

Пациент Нет.
환자 아니요.
녯.

Медсестра У вас первая беременность?
간호사 임신은 처음인가요?
우바스 뻬르바야 베레멘노스찌?

Пациент Нет, у меня есть 3-х годовалая дочь.
환자 아니요. 3살 된 딸이 하나 있어요.
녯, 우미냐 예스찌 뜨료흐 가다발라야 도치.

Медсестра Вы проводили тест на беременность?
간호사 임신 테스트는 해 보셨나요?
븨 쁘라바질리 떼스뜨 나베레멘노스찌?

Пациент Да, дома я воспользовалась тестом на беременность, но результат был отрицательный.
환자 네, 집에서 자가 테스트를 했는데 음성반응 이었어요.
다, 도마 야 바스뽈저발라시 떼스똠 나베레멘노스찌, 노 레줄땃 브일 아뜨리짜쩰늬.

Медсестра Хорошо.
간호사 그랬군요.
하라쇼.

Пациент Но есть проявления беременности, такие как тошнота, чувство наполнения в молочных железах, раздражительность. Похоже на ранний токсикоз.
환자 그런데 증상은 마치 임신 같아요. 속도 울렁거리고, 가슴이 답답하고 자주 짜증이 나요. 게다가 입덧도 있는 것 같아요.
노 예스찌 쁘라이블레니야 베레멘노스찌, 따끼에 깍 따쉬나따, 춥스뜨버 나빨녜니야 브말로츠늬흐 젤레자흐, 라즈드라쥐쩰노스찌. 빠호줴 나 란니이 딱시꼬스.

Медсестра Иногда бывают случаи ложной беременности, для начала проведем анализ крови.
간호사 가끔씩 상상 임신환자 들이 오는 경우도 있는데, 일단은 피검사를 해보도록 하지요.
이나그다 브이바윳 슬루치이 로즤노이 베레멘노스찌, 들랴 나찰라 쁘라비졈 아날리스 끄로비.

새로운 표현

акушерство 산과학
гинекология 산부인학
беременность 임신
тест на беременность 임신 테스트
менструация 월경
овуляция 배란기
раздражительность 과민한
тошнота 구역질
контрацепция 피임
токсикоз беременных 입덧
ложная беременность 상상임신

20 Ведение беременности 산전관리
베제니에 베레멘노스찌

-Беременная женщина пришла на регулярный медицинский осмотр к врачу гинекологу.
임산부가 산부인과 외래 정규검사를 받으러 왔다.

Пациент Я пришла на медосмотр.
환자 정기 검사를 받으러 왔어요.
야 쁘리쉴라 나메드아스모뜨르.

Медсестра Как ваше самочувствие? В последнее время вы хорошо питались?
간호사 기분은 어떠세요? 그 동안 식사는 잘 하셨어요?
깍 바쉐 사마춥스뜨비에? 브빠슬레드녜예 브레마 븨 하라쇼 삐딸리시?

Пациент Аппетит хороший и настроение нормальное.
환자 밥도 잘 먹었고, 기분도 괜찮아요.
아삐찟 하로쉬 이 나스트라예니에 나르말노에.

Медсестра Когда приблизительная дата родов?
간호사 예정일이 언제인가요?
까그다 쁘리블리지쩰나야 다따 로도프?

Пациент 20 ноября.
환자 11월 20일 이예요.
드바쟛또버 나이브랴.

Медсестра Уже 8-ой месяц. У вас есть еще дети?
간호사 벌써 8개월째 들어섰군요. 아이는 몇이나 됩니까?
우줴 바시모이 메샤쯔. 우바스 예스찌 이쑈 제찌?

Пациент Это у меня первый ребенок.
환자 이번이 첫 아이예요.
에떠 우미냐 뻬르븨 리뵤녹.

Медсестра Вы ощущаете движения плода?
간호사 아이의 태동이 느껴지나요?
븨 아슈샤이쩨 드비줴니야 쁠로다?

Пациент Да, так много шевелится, толчки все активнее.
환자 그럼요. 얼마나 움직이는지 몰라요. 발길질도 종종 해요.
다, 딱 므노거 쉬빌리쨔, 딸치끼 프쎄 악찌브네예.

Медсестра Хорошо. Сейчас послушаем сердцебиение плода. Ложитесь на кушетку, приподнимите одежду, врач проведет вам УЗИ.
간호사 자, 이제 아기 심장소리를 한번 들어볼게요. 침대에 올라가서 배를 걷어 주세요. 선생님이 초음파검사를 하실거예요.
하라쇼. 시챠스 빠슬루샤옘 세르쩨비에니에 쁠로다. 라쥐쩨시 나꾸쉐뜨꾸, 쁘리빠드니미쩨 아제즈두, 브라치 쁘라비죳 밤 우지.

Пациент Немного волнуюсь. Я увижу малыша!
환자 긴장 되는데요. 아이를 볼 수 있다니!
니므노거 발누유시. 야 우비쥬 말르이샤!

Медсестра Посмотрите, ребенок активно двигается. И сердцебиение отчетливо слышно.
간호사 보세요, 아이가 활발히 움직이죠. 어머! 심장소리도 잘 들리네요.
빠스마뜨리쩨, 리뵤녹 악찌브노 드비가엣쨔. 이 세르쩨비에니에 앗쵸뜰리버 슬리쉬너.

Пациент Ребенок в порядке?
환자 아이는 정상인가요?
리뵤녹 브빠랴뜨께?

Медсестра Да, плод соответствует срокам беременности. Так, теперь я измерю вам уровень артериального давления. Давление нормальное.

간호사 네, 아주 건강해요. 자 이제 어머니 혈압검사를 해볼게요. 혈압이 정상이군요.

다, 쁠룻 싸아뜨베쯔뜨부엣 스로깜 베레멘노스찌. 딱, 찌뻬리 야 이즈메류 밤 우로벤 아르떼리알노보 다블레니야. 다블레니에 나르말노에.

Пациент Спасибо.

환자 감사합니다.

스빠시버.

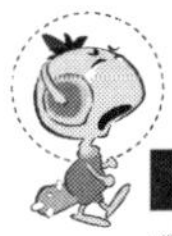

새로운 표현

гинеколог 산부인과 의사
беременная женщина 임산부
движение ребёнка в утробе матери 태동
ультразвуковое исследование 초음파검사
приблизительная дата родов 예정일

21 Амниоцентез 양수검사

암니아쩬쩨스

Беременная женщина в возрасте пришла на процедуру амнеоцентеза.

나이 많은 임산부가 양수검사를 하러 왔다.

Медсестра Проведем амнеоцентез. Эта пренатальная диагностика проводится для выявления врожденных заболеваний плода.

간호사 양수 검사를 하겠습니다. 이 검사를 통해 태아가 정상인지 기형아로 발전될 가능성이 있는지 증상을 미리 발견 할 수 있어요.

쁘라비졈 암니아쩬쩨스. 에따 쁘레나딸나야 지아그나스찌까 쁘라보짓쨔 들랴 브이이블레니야 브라즈젠늬흐 자발레바니이 쁠로다.

Пациент Это необходимо? Все ли беременные проходят это обследование?

환자 필수 검사인가요? 모든 임산부들이 이 검사를 하나요?

에떠 니아브하지머? 프셰 리 베레멘늬에 쁘라호쟛 에떠 압슬레더바니에?

Медсестра Нет, обычно не все. В случае, если возраст беременной женщины старше фертильного (репродуктивного), то рекомендуется провести это обследование для выявления возможных аномалий развития плода .

간호사 아니요, 보통은 잘 하지 않아요. 산모가 노산 인 경우에 아이의 기형판독을 위해 권하는 검사법입니다.

녯, 아브이치너 니 프셰. 브슬루치이, 예슬리 보즈라스뜨 베레멘노이 줸쉬늬 스따르쉐 페르찔노보(리쁘라둑찌브노보), 또 리커멘두엣쨔 쁘라베스찌 에떠 압슬레더바니에 들랴 브이이블레니야 바즈모즈늬흐 아나말리 라지비찌야 쁠로다.

Пациент Я уже не так молода, и переживаю по этому поводу. Как проводится обследование? Немного страшновато.

환자 제가 나이가 좀 있어서, 저도 아이가 걱정되긴 해요. 검사는 어떻게 하나요? 좀 겁이 나는군요.

야 우줴 니 딱 말라다, 이 뻬레쥐바유 빠에떠무 뽀보두. 깍 쁘라보짓쨔 압슬레더바니에? 니므노거 스트라쉬나바떠.

Медсестра Проводим пункцию амниотической оболочки, с целью получения околоплодных вод для последующего лабораторного исследования. Будет немного больно. В общем процедура не сложная. Вот и доктор подошел.

간호사 양수를 뽑아서 검사를 합니다. 좀 따끔할 거예요. 검사 자체는 복잡하지 않아요. 저기 선생님이 오십니다.

쁘라보짐 푼크찌유 암니아찌체스꼬이 아발로치끼, 스쩰유 빨루체니야 오꼴러쁠로드늬흐 봇 들랴 빠슬레두유쉐보 라바라또르노보 이쓸레더바니야. 부짓 니므노거 볼너. 브옵쉠 쁘라쩨두라 니 슬로즈나야. 봇 이 독또르 빠다숄.

(После обследования) (검사가 끝나고)

Медсестра Обследование завершено. Примерно 2 часа нужно соблюдать покой и полежать. Я проведу вас в палату для восстановления.

간호사 검사가 끝났습니다. 2시간 정도는 절대적 안정이 필요합니다.
회복실로 이동 하시겠습니다.

압슬레더바니에 자베르쉐노. 쁘리메르너 드바 치사 누즈너 싸블류다찌 빠꼬이 이 빨레좌찌. 야 쁘라비두 바스 브빨라뚜 들랴 바스따나블레니야.

Пациент Хорошо.
환자 네.
하라쇼.

Медсестра В течение 3-х дней не принимайте душ, и неделю не принимайте ванны.
간호사 3일 동안은 샤워도 피하시고 목욕탕은 일주일 정도 자제하시길 바랍니다.
브쩨체니에 뜨료흐 드녜이 니쁘리니마이쩨 두쉬, 이 니젤류 니 쁘리니마이쩨 반늬.

Пациент Что так долго нельзя купаться?
환자 그렇게나 오랫동안 씻지 말라구요?
쉬또 딱 돌거 닐쟈 꾸빠쨔?

Медсестра Не беспокойтесь. Можно освежиться, протерев лицо и ноги влажным полотенцем.
간호사 너무 걱정하지 마세요. 물수건을 만들어 얼굴과 팔 다리를 닦으면 좀 더 상쾌해질 거예요.
니 베스빠꼬이쩨시. 모즈너 아스베쥐쨔, 쁘라쩨레프 리쬬 이 노기 블라즈님 빨라쩬쪰.

Пациент Спасибо.
환자 감사합니다.
스빠시버.

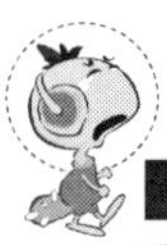

새로운 표현

околоплодные воды (амниотическая жидкость) 양수
беременность в старшем возрасте (после 40 лет) 노산
пренатальный 출생전의
пренатальная диагностика 산전검사
врожденное заболевание плода 태아의 선천성 질환
аномалия 변칙, 이상
палата для восстановления (послеоперационная палата) 회복실

22 Кровотечение 출혈
끄라바쩨체니에

- В больницу пришла пациентка с маточным кровотечением.
한 환자가 생식기 출혈로 병원에 왔다.

Медсестра Здравствуйте. Чем могу вам помочь?
간호사 안녕하세요. 어떤 일로 오셨습니까?
즈드라스뜨부이쩨. 쳄 마구 밤 빠모치?

Пациент В течение недели у меня кровянистые выделения из влагалища.
환자 일주일 동안 질 출혈이 있어요.
브쩨제니에 니젤리 우미냐 그라비니스띄에 브이젤레니야 이스블라갈리샤.

Медсестра Не было ли других симптомов?
간호사 다른 증상은 없었나요?
녜 브일러 리 드루기흐 심뽀또모프?

Пациент Беспокоили боли в животе.
환자 복통이 좀 있었어요.
베스빠꼬일리 볼리 브쥐보쩨.

Медсестра Для начала вас должен осмотреть врач. Возможно вам будет назначено УЗИ.
간호사 우선 선생님 진찰을 받아 보시죠. 아마 초음파 검사도 하실 거예요.
들랴 나찰라 바스 돌젠 아스마뜨레찌 브라치. 바즈모쥐너 밤 부짓 나즈나첸너 우지.

Пациент Ясно.
환자 알겠습니다.
야스너.

Медсестра Во время обследования вам измерят основные показатели, проведут анализы крови перед операцией.
간호사 그 동안 바이탈 사인을 측정하고 수술을 위한 혈액검사를 하겠습니다.
바브레먀 압슬레더바니야 밤 이즈미랻 아스나브늬에 빠까자쩰리, 쁘라베둣 아날리즤 끄로비 뻬렛 아뻬라찌예이.

Пациент Операция? О какой операции вы говорите?

환자 수술이라뇨? 무슨 수술 말인가요?
아뻬라찌야? 아까꼬이 아뻬라찌이 븨 가바리쩨?

Медсестра Не волнуйтесь, это несложная процедура.
간호사 너무 놀라지 마세요. 간단한 시술이예요.
니 발누이쩨시, 에떠 니슬로즈나야 쁘라쩨두라.

Пациент Есть ли какие-либо отклонения в моем организме?
환자 제 몸에 다른 이상은 없나요?
예스찌 리 까끼에-리버 아뜨끌라네니야 브마욤 아르가니즈메?

Медсестра Немного повышено артериальное давление. Возьмем кровь на анализ.
간호사 혈압이 조금 높군요. 혈액검사를 위해 혈액 채취를 하겠습니다.
니므노거 빠브이쉔노 아르테리알노에 다블레니에. 바지묨 끄로비 나아날리스.

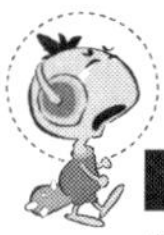

새로운 표현

маточное кровотечение 질출혈
жизненные показатели, основные показатели 바이탈 사인
колики, боли в животе 복통
лечение, лечебная процедура 시술

23 Родильное отделение 분만실
라질노에 앗젤레니에

- Роженица с сопровождающим пришли в родильное отделение.
산모와 보호자가 분만실로 들어왔다.

Муж пациентки У моей супруги сильные предродовые схватки.
환자 보호자 제 아내가 진통이 심합니다.
우마예이 수쁘루기 실늬에 쁘레드로도븨에 스흐바뜨끼.

Медсестра Схватки с каким интервалом?
간호사 진통이 얼마 간격으로 오나요?
스흐바뜨끼 스까낌 인테르발롬?

Пациент Боли сильные, возникают через каждые 20 минут.
환자 20 정도 간격으로 진통이 옵니다. 너무 아파요.
볼리 실늬에, 바즈니까윳 체레스 가즈디에 드바쨔찌 미눗.

Медсестра Шейка матки еще недостаточно раскрылась.
간호사 아직 자궁문이 덜 열린 것 같습니다.
쉐이까 마뜨끼 이쑈 니다스따또치너 라스끄르일라시.

Пациент Боли настолько невыносимые, что я не могу терпеть.
환자 도저히 참을 수가 없어요. 너무 아파요.
볼리 나스똘꺼 니브이나시믜에, 쉬또 야 니 마구 쩨르뻬찌.

Медсестра Это первые роды?
간호사 분만은 이번이 처음인가요?
에떠 뻬르븨에 로듸?

Пациент Да, первые.
환자 네, 처음입니다.
다, 뻬르븨에.

Медсестра Если будет нетерпимо больно, то можно применить средство, облегающее роды (обезболивающее средство). Как поступим?
간호사 너무 고통스럽고 참기 힘들면, 분만촉진제를 투여하는 방법이 있습니다. 어떻게 할까요?
예슬리 부짓 니쩨르삐모 볼너, 또 모즈너 쁘리메니찌 스레드스뜨버, 아블리가유쉐예 로디(아베스볼리바유쉐예 스레드스뜨버). 깍 빠스뚜삠?

Пациент Обезболивающее как то повлияет на ребенка?
환자 분만촉진제를 투여하면 아이에게 영향이 가나요?
아베스볼리바유쉐예 깍 또 빠블리야엣 나리본까?

Медсестра Сказать точно нельзя, но в любом случае, это может неблагоприятно отразиться на ребенке.
간호사 뭐라 딱 꼬집어 말할 수는 없지만, 아무래도 좋지는 않을 거예요.
스까자찌 또치너 닐쟈, 노 브류봄 슬루치, 에떠 모젯 니블라가쁘리야뜨너 아뜨라지쨔 나리본께.

Пациент Тогда, я постараюсь потерпеть.
환자 그럼, 고통스럽더라도 참아 볼게요.
따그다, 야 빠스따라유시 빠쩨르뻬찌.

(Спустя некоторое время) (얼마간의 시간이 흘렀다)

Пациент Схватки повторяются каждые 3 минуты. Очень тяжело.
환자 진통이 3분마다 와요. 너무 힘들어요.
스흐바뜨끼 빠프따랴윳쨔 까즈듸에 뜨리 미누띄. 오친 찌즐로.

Медсестра У вас есть кровянистые выделения?
간호사 질 출혈도 있나요?
우바스 예스찌 끄라비니스띄에 브이젤레니야?

Пациент Да.
환자 네.
다.

Медсестра Воды отошли?
간호사 양수는 터지지 않았나요?
보듸 아따쉴리?

Пациент Нет, но выделения обильные.
환자 아니요. 하지만 분비물이 너무 많습니다.
녯, 노 브이젤레니야 아빌늬에.

Медсестра Пусть ваш муж на время осмотра подождет в зале ожидания. Похоже начинаются роды.
간호사 보호자분은 검진을 하는 동안 대기실에서 기다려 주십시요. 진통이 시작되는 것 같아요.
뿌스찌 바쉬 무쉬 나브레먀 아스모뜨라 빠다즈좃 브잘레 아쥐다니야. 빠호줴 나치나윳쨔 로듸.

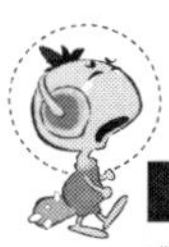

새로운 표현

роженица 산모
шейка матки 자궁문
боли в животе, родовые схватки 진통
роды 분만
невыносимый 참기 어려운
обезболивающее (средство) 진통제
средство, облегающее роды 분만촉진제

24 Послеродовой уход 산후조리
뽀슬레라다보이 우홋

Центр по послеродовому уходу 산후조리원
쩬뜨르 빠뽀슬레라다보무 우호두

Медсестра Поздравляем! Ребенок здоров и весит 3,2 кг.
간호사 축하해요! 아이가 3.2Kg에 건강하군요.
빠즈드라블랴옘! 리뵤녹 즈다롭 이 베싯 뜨리 이 드바 킬라그람마.

Роженица Спасибо. А где ребенок?
산모 고마워요. 아이는 어디에 있나요?
스빠시버. 아 그제 리뵤녹?

Медсестра Он в палате для новорожденных, за ним ухаживают медсестры. Вы можете навестить его в любое время.
간호사 신생아실에서 간호사들이 돌보고 있어요. 원하실 때 면회 가능합니다.
온 브빨라쩨 들랴 나바로즈젠늬흐, 자님 우하쥐바윳 메드시스뜨리. 븨 모쥐쩨 나베스찌찌 이보 블류보에 브레먀.

Роженица Малыш хорошо спит? Нет никаких отклонений?
산모 아이는 잘 자나요? 특별한 이상은 없나요?
말리쉬 하라쇼 스삣? 녯 니까끼흐 아뜨끌라녜니이?

Медсестра Спит хорошо. Вполне здоров.
간호사 아이는 잘 자고 있어요. 아주 건강하답니다.
스삣 하라쇼. 브빨녜 즈다롭.

Роженица Меня беспокоят боли и тяжесть внизу живота.
산모 그런데 아랫배가 뻐근하고, 통증이 있어요.
미냐 베스빠꼬얏 볼리 이 쨔제스찌 브니주 쥐보따.

Медсестра Вы будете испытывать боль пока матка полностью не сократиться и не вернется в исходное положение. Проводите массаж и держите в тепле живот до полного восстановления.
간호사 자궁이 수축되며 제자리를 찾아가고 있어서 그래요. 그 동안은 통증을 느낄 거예요. 마사지와 배를 따뜻하게 해 주면 회복이 빠를 거예요.

븨 부지쩨 이스쁘이띄바찌 볼 빠까 마뜨까 뽈노스찌유 니싸끄라찌쨔 이 니베르놋쨔 브이 스호드노에 빨라쥐니에. 쁘라바짓쩨 마사쥐 이 제르쥐쩨 브찌쁠레 쥐봇 다뽈노보 바스따나블레니야.

Роженица Чем питается ребенок?
산모 아기는 뭘 좀 먹고 있나요?
쳄 삐따엣쨔 리뵤녹?

Медсестра Ребенка кормят молочной смесью когда он плачет.
간호사 아기가 울면 분유를 먹이고 있어요.
리뵨까 꼬르먓 말로츠노이 스메시유 까그다 온 쁠라칫

Роженица Я бы хотела покормить грудью.
산모 저는 모유 수유를 하고 싶은데요.
야 븨 하쩰라 빠까르미찌 그루지유.

Медсестра Можно кормить одновременно и молочной смесью и грудным молоком. Я передам медсестре из палаты для новорожденных.
간호사 모유와 분유를 병행해서 먹일 수 있어요. 신생아실 간호사에게 말해 둘게요.
모즤너 까르미찌 아드나브레멘너 이 말로치노이 스메시유 이 그루드느임 말라꼼. 야 삐레담 메드시스뜨레 이스빨라띄 들랴 나바로즈젠늬흐.

Роженица Но, у меня нет опыта кормления грудью … Как быть?
산모 그런데 저는 초산이라 모유 수유의 경험이 없는데 … 어떻게 하죠?
노, 우미냐 녯 오쁘이따 까르믈레니야 그루지유 … 깍 브이찌?

Медсестра Ребенка надо держать на одной руке, другой рукой вложить сосок груди в рот ребенка. Не переживайте. Вам помогут и всё объяснят медсестры из палаты для новорожденных.
간호사 우선 한쪽 팔로 아기를 안고 다른 팔로는 유두를 아기 입에 넣어주면 되요. 그리고 걱정할 필요가 없어요. 신생아실 간호사들이 잘 설명하고 도와줄 거예요.
리뵨까 나다 제르좌찌 나아드노이 루께, 드루고이 루꼬이 블라지찌 싸속 그루지 브롯 리뵨까. 니 삐레쥐바이쩨. 밤 빠모굿 이 프쇼 압이스냣 메드시스뜨리 이스빨라띄 들랴 나보로즈젠늬흐.

Роженица Есть ли другие правила, которые нужно знать при кормлении грудью?
산모 모유 수유 시 알아야 될 다른 사항은 있나요?
예스찌 리 드루기에 쁘라빌라, 까또리에 누즤너 즈나찌 쁘리까르믈레니이 그루지유?

Медсестра После того как покормили грудью, нужно взять ребенка и прислонить лицом к своему плечу, а затем слегка постучать по спинке, чтобы вызвать отрыжку. Это очень важно.

간호사 젖을 먹인 후에 아기를 세워 얼굴을 엄마 어깨에 기대어 등을 쓸어주며 트림을 시켜야 해요. 이건 아주 중요해요.

뽀슬레 따보 깍 빠까르밀리 그루지유, 누즈너 브쟈찌 리본까 이 쁘리슬라니찌 리쫌 끄스바예무 쁠리츄, 아 자쪰 슬레흐까 빠스뚜차찌 빠스삔께, 쉬또븨 브이즈바찌 아뜨르이쉬꾸. 에떠 오친 바즈너.

Роженица Я запомню. Но переживаю, смогу ли я всё правильно сделать.

산모 기억 할게요. 그런데 잘 할 수 있을지 겁이 나는군요.

야 자뽐뉴. 노 뻬레쥐바유, 스마구 리 야 프쇼 쁘라빌너 즈젤라찌.

Медсестра После нескольких кормлений, вы освоитесь.

간호사 몇 번만 해보면 익숙해 질 거예요.

뽀슬레 녜스꼴끼흐 까르믈레니이, 븨 아스보이쩨시.

Роженица Так и будет?

산모 그럴까요?

딱 이 부짓?

Медсестра Все матери посредством кормления грудью устанавливают контакт с ребенком и поэтому нет повода для беспокойства. У вас всё получится.

간호사 모든 엄마들은 모유 수유를 통해 아기와 친밀감을 형성하기 때문에 긴장할 필요가 없어요. 잘 할 거예요.

프쎄 마쩨리 빠스렛스뜨봄 까르믈레니야 그루지유 우스따나블리바윳 깐딱뜨 스리본꼼 이 빠에떠무 녯 뽀보다 들랴 베스빠꼬이스뜨바. 우바스 프쇼 빨루칫쨔.

Роженица Спасибо.

산모 고마워요.

스빠시버.

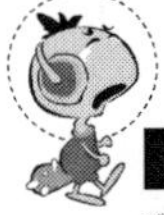

새로운 표현

палата для новорожденных 신생아실
молочная смесь 분유
кормить грудью, грудное вскармливание 모유 수유하다
отрыжка 트림

25 Удаление кисты 낭종 제거
우달레니에 끼스뜨이

УЗИ (ультразвуковое исследование) 초음파검사
우지 (울트라즈부까보에 이쓸레더바니에)

Медсестра Здравствуйте. Что вас беспокоит?
간호사 안녕하세요. 무슨 문제가 있나요?
즈드라스뜨부이쩨. 쉬또 바스 베스빠꼬잇?

Пациент Боль в животе. Появляется вздутие, и мучительный запор, даже если слегка поел.
환자 복통이 좀 있어서요. 밥을 조금만 먹어도 배가 부르고 변비도 심해요.
볼 브쥐보쩨. 빠이블랴옛쨔 브즈두찌에, 이 무치쩰늬 자뽀르, 다줴 예슬리 슬레흐까 빠옐.

Медсестра Понятно. Для начала вас осмотрит врач.
간호사 그렇군요. 의사선생님 진찰을 우선 받아 보시죠.
빠냐뜨너. 들랴 나찰라 바스 아스모뜨릿 브라치.

Пациент Хорошо.
환자 알겠어요.
하라쇼.

Медсестра Снимите всю одежду и оденьте этот халат. Вам проведут УЗИ.
간호사 옷을 다 벗고 이 가운을 입으세요. 초음파 검사를 받을 거예요.
스니미쩨 프슈 아제즈두 이 아제니쩨 에뜻 할랏. 밤 쁘라비둣 우지.

Пациент Нужно раздеться до нижнего белья?
환자 옷은 속옷까지 다 벗어야 하나요?
누즈너 라즈제쨔 다니즈네보 빌리야?

Медсестра Да, снимите все, кроме нижнего белья, после чего начнется обследование.
간호사 네, 속옷까지 다 벗고 검사를 받을 거예요.
다, 스니미쩨 프쇼, 끄로메 니즈네보 빌리야, 뽀슬레 체보 나치놋쨔 압슬레더바니에.

Пациент Что такое УЗИ?
환자 그런데 초음파 검사는 어떤 건가요?
쉬도 따꼬에 우지?

Медсестра С помощью УЗИ можно визуально увидеть внутренние органы. При осмотре это лучший метод исследования яичников.
간호사 초음파를 이용해서 몸 안 장기들의 사진을 찍는 검사에요. 난소 검사를 하기에는 가장 좋은 방법입니다.
스뽀모쉬유 우지 모즈너 비주알너 우비제찌 브누뜨렌니에 오르간늬. 쁘리 아스모뜨레 에떠 루쉐 메톳 이쓸레더바니야 야이치니꼬프.

Пациент Это больно?
환자 통증은 있나요?
에떠 볼너?

Медсестра Нет. УЗИ бывает двух видов: брюшное и вагинальное, в обоих случаях процедура безболезненная.
간호사 아니요. 초음파 검사는 복부와 질을 통해서 하는 2가지 방법이 있는데 통증은 전혀 없어요.
녯. 우지 브이바옛 드부흐 비도프: 브류쉬노에 이 바기날노에, 브아바이흐 슬루치야흐 쁘라쩨두라 베즈발레즈넨나야.

Пациент Это занимает много времени?
환자 시간은 많이 걸리나요?
에떠 자니마엣 므노거 브레메니?

Медсестра Обычно примерно 30 минут.
간호사 보통 30분 정도 걸려요.
아브이치너 쁘리메르너 뜨리짯찌 미눗.

(Через несколько дней) (며칠 후)

Пациент Здравствуйте! Я пришел за результатами УЗИ, которое прошла в прошлый раз.
환자 안녕하세요. 지난번 초음파 검사 결과를 확인하러 왔어요.
즈드라스뜨부이쩨! 야 쁘리숄 자레줄따따미 우지, 까또로에 쁘라쉴로 브쁘로쉴리 라스.

Медсестра Да, врач передал, что у вас выявлена киста яичника.
간호사 아, 네, 선생님께서 환자분께 난소 낭종이 있다고 하셨어요.
다, 브라치 뻬레달, 쉬또 우바스 브이이블레나 끼스따 야이치니까.

Пациент Правда? А что это такое?
환자 정말인가요? 그러면 그것은 뭔가요?
쁘라브다? 아 쉬또 에떠 따꼬에?

Медсестра Киста яичников представляет собой полость с жидким содержимым.
간호사 난소 낭종은 난소에 물주머니 같은 것이 생기는 겁니다.
끼스따 야이치니꼬프 쁘렛스따블랴엣 싸보이 뽈로스찌 즈쥐뜨낌 싸제르쥐므임.

Пациент Это опасно? Нужна операция по удалению?
환자 위험한 건가요? 제거 수술을 해야 하나요?
에떠 아빠스너? 누즈나 아뻬라찌야 빠우달레니유?

Медсестра Прежде всего, чтобы сделать заключение нужно проконсультироваться с доктором.
간호사 우선 선생님과 상담 후에 결정할 거예요.
쁘레즈제 프쎄보, 쉬또븨 즈젤라찌 자끌류체니에 누즈너 스독또롬.

(Консультация с врачом) (의사와 상담)

Врач Здравствуйте! Заходите и присаживайтесь.
의사 안녕하세요! 들어와서 앉으세요.
즈드라스뜨부이쩨! 자하지쩨 이 쁘리사쥐바이쩨시.

Пациент Здравствуйте! Медсестра сообщила, что у меня киста яичника.
환자 안녕하세요! 간호사가 제게 난소 낭종이 있다고 하던데요.
즈드라스뜨부이쩨! 메드시스뜨라 싸압쉴라, 쉬또 우미냐 끼스따 야이치니까.

Врач Да, обнаружена киста яичника. Киста обычно уменьшается по прошествии 1-3 месяцев.
의사 네, 난소 낭종이 발견되었습니다. 낭종은 보통 1~3달 정도 시간이 흐르면 작아집니다.
다, 아브나루줸나 끼스따 야이치니까. 끼스따 아브이치너 우멘샤엣쨔 빠쁘라쉐스뜨비이 아뜨아드나보 다뜨리 메샤쩨프.

Пациент Мой случай серьезен?
환자 제 경우는 심각한가요?
모이 슬루치 시리요젠?

Врач В большинстве случаев, киста встречается в норме и носит доброкачественный характер.
의사 보통 많은 경우에 낭종은 정상으로 간주합니다.

브볼쉰스뜨베 슬루치예프, 끼스따 브스뜨레차엣쨔 브노르메 이 노싯 다브라까체스뜨벤늬 하락쩨르.

Пациент Не понимаю. Киста может быть в норме?

환자 이해가 안돼요. 낭종이 정상이라니요?

니빠니마유. 끼스따 모젯 브이찌 브노르메?

Врач Киста образуется в период овуляции яйцеклетки, поэтому часто встречается у женщин детородного возраста. Не переживайте.

의사 난소에서 난자가 나오는 배란의 과정에서 생기는 현상이기 때문에 누구에게나 있는 흔한 일입니다. 너무 걱정하지 않아도 됩니다.

끼스따 아브라주엣쨔 브뻬리옷 아불랴찌이 야이쩨끌레뜨끼, 빠에떠무 차스떠 브스뜨레차엣쨔 우젠쉰 제따로드노버 보즈라스따. 니뻬레쥐바이쩨.

Пациент В таком случае как мне поступить?

환자 그럼 저는 어떻게 해야 하나요?

브따꼼 슬루치이 깍 므녜 빠스뚜삐찌?

Врач Нужно проверить через 1-3 месяца уменьшилась ли киста.

의사 1~3달 후에 낭종이 작아졌는지 확인을 해봐야겠습니다.

누지너 쁘라베리찌 체레스 아뜨아진 다뜨리 메샤쨔 우멘쉴라시 리 끼스따.

Пациент Т.е. можно обойтись и без операции?

환자 그럼 수술은 하지 않아도 되는 건가요?

또예스찌 모즈너 아바이찌시 이 베스 아뻬라찌이?

Врач В данный момент показаний к операции нет.
Для того чтобы сделать заключение, необходимо наблюдение за состоянием в динамике.

의사 일단은 수술은 하지 않아도 됩니다.
우선 시간이 흐른 후에 낭종이 어떻게 변했는지 관찰해본 후 결정하도록 하지요.

브단늬 마멘뜨 빠까자니이 끄아뻬라찌이 녯.
들랴 따보 쉬또븨 즈젤라찌 자끌류체니에, 니아브하지모 나블류제니에 자싸스따야니옘 브지나미께.

Пациент Вы меня успокоили.

환자 안심이네요.

븨 미냐 우스빠꼬일리.

Врач Если вдруг появятся боли или отеки тела, снова подойдите на прием.
의사 만약에 통증이 있거나 몸이 붓는 증상이 나타나면 다시 내원해 주세요.
예슬리 브드룩 빠야빗쨔 볼리 일리 아쩨끼 쩰라, 스노바 빠다이지쩨 나쁘리욤.

Пациент Хорошо. Спасибо.
환자 알겠습니다. 감사합니다.
하라쇼. 스빠시버.

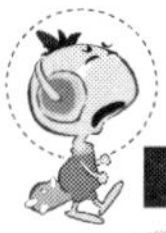

새로운 표현

киста 낭종 яичник 난소
запор 변비 провести УЗИ 초음파 검사를 받다

26 Миома матки (фибромиома) 자궁섬유종
미오마 마뜨끼 (피브라미오마)

Пациентка после обследования органов малого таза.
한 여성 환자가 골반검사를 마쳤다.

Врач Все результаты обследования соответствуют норме.
의사 검사 결과 모든 것이 정상으로 나왔습니다.
프쇼 레줄따띄 압슬레더바니야 싸아뜨베쯔뜨부윳 노르메.

Пациент Спасибо. Я очень рада!
환자 감사합니다. 다행이군요!
스빠시버. 야 오친 라다!

Врач Однако есть небольшой нюанс.
의사 그런데 작은 문제가 하나 있어요.
아드나꼬 예스찌 니발쇼이 뉴안스.

Пациент Да? Какая-то проблема?
환자 네? 무슨 문제인가요?
다? 까까야-또 쁘라블레마?

Врач Результаты обследования не подтвердили наличие рака матки и других органов малого таза, но обнаружена доброкачественная опухоль в стенке матки. Часто её называют миомой.

의사 검사 결과 자궁암과 골반암은 없지만, 자궁벽에서 양성종양이 자라고 있는 것이 발견되었어요. 흔히 근종이라 부르는 것이지요.

레줄따뜨이 압슬레더바니야 니 빳뜨베르질리 날리치에 라까 마뜨끼 이 드루기흐 오르가노프 말로보 따자, 노 아브나루줸나 다브라까체스뜨벤나야 오뿌홀 브스쪤께 마뜨끼. 차스떠 이요 나즤바윳 미오모이.

Пациент Что это такое?

환자 그게 뭔가요?

쉬또 에떠 따꼬에?

Врач Миома матки - это доброкачественная опухоль, возникающая в мышечном слое матки.

의사 섬유조직이 변해 단단해진 종양인데, 이것을 종종 섬유종이라고 부릅니다.

미오마 마뜨끼 - 에떠 다브라까체스뜨벤나야 오뿌홀, 바즈니까유샤야 브므이쉐츠놈 슬로에 마뜨끼.

Пациент Это же не разновидность рака?

환자 암 종류는 아니겠지요?

에떠 줴 니 라즈나비드노스찌 라까?

Врач Это не рак. Как, я уже говорил - это доброкачественная опухоль. Узлы миомы могут быть разнообразны как по размеру, так и по количеству.

의사 암은 아닙니다. 제가 말씀 드렸듯이 양성종양 입니다. 근종은 크기와 수가 다양합니다.

에떠 니 락. 깍, 야 우줴 가바릴 – 에떠 다브라까체스뜨벤나야 오뿌홀. 우즐릐 미오므이 모긋 브이찌 라즈나아브라즈늬 깍 빠라즈메루, 딱 이 빠깔리체스뜨부.

Пациент Тогда как мне следует поступить?

환자 그럼 제가 어떻게 해야 되나요?

따그다 깍 므녜 슬레두엣 빠스뚜삐찌?

Врач При выявлении миомы матки часто требуется оперативное вмешательство.

의사 근종은 여성 골반에서 종양으로 빈번하게 진단되고, 보통 자궁 절제술을 해서 제거를 합니다.

쁘리 브이이블레니이 미오므이 마뜨끼 차스떠 뜨레부엣쨔 아뻬라찌브노에 브메샤쩰스뜨버.

Пациент Это означает, что мне нужно удалить матку?
환자 그럼 제가 자궁을 제거해야 된다는 말씀인가요?
에떠 아즈나차옛, 쉬또 므녜 누즈너 우달리찌 마뜨꾸?

Врач Прежде всего, необходимо наблюдать за размером миомы в динамике, и после этого я смогу сделать выводы.
의사 우선 근종의 크기를 살펴본 후 수술을 어떻게 할 것인지 결정할 거예요.
쁘레즈제 프쎄보, 니아브하지머 나블류다찌 자라즈메롬 미오므이 브지나미께, 이 뽀슬레 에또보 야 스마구 즈젤라찌 브이보드이.

Пациент Я переживаю.
환자 걱정되네요.
야 뻬레쥐바유.

Врач Прошу вас не волноваться. Ведите обычный образ жизни.
의사 그 동안 정상생활을 유지하시면 됩니다. 너무 걱정은 하지 마세요.
쁘라슈 바스 니 볼너바쨔. 베지쩨 아브이치늬 오브라스 쥐즈니.

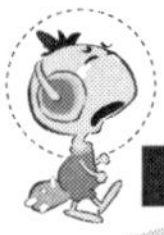

새로운 표현

фибромиома матки 섬유종
миома 근종
опухоль 종양
таз, органы малога таза 골반
резекция, ампутация 절제술
доброкачественная опухоль 양성종양

27 Признаки менопаузы 갱년기 징후
쁘리즈나끼 미나빠우즤

Пациент В последнее время у меня депрессия, нет настроения. Меня бросает то в жар, то в холод.
환자 요즘 너무 우울하고 기분이 안 좋아요. 체온도 제 멋대로 추웠다가 더웠다가 그래요.
브빠슬레드녜에 브레먀 우미냐 지쁘레씨야, 녯 나스뜨라예니야. 미냐 브라사옛 또 브좌르. 또 브홀롯.

Врач Ночью просыпаетесь от озноба?
의사 밤중에 추워서 깨기도 하나요?
노치유 쁘라쓰이빠이쩨시 아뜨아즈노바?

Пациент Да, частенько.
환자 네, 종종 그래요.
다, 치스쩬꺼.

Врач У вас признаки климактерического периода.
의사 갱년기 징후로 보입니다.
우바스 쁘리즈나끼 끌리막쩨리체스꼬버 뻬리오다.

Пациент Климакса? Но у меня до сих пор идут месячные.
환자 갱년기라니요? 아직도 저는 월경을 하는데요.
끌리막사? 노 우미냐 다식흐뽀르 이둣 메샤츠늬에.

Врач Когда уровень женских гормонов снижается, это отражается на организме. Сейчас это стадия перед климаксом.
의사 여성 호르몬 수치가 떨어지면 몸이 그에 따른 반응을 합니다. 지금은 갱년기 전이라고 봐야겠네요.
까그다 우로벤 젠스끼흐 가르모노프 스니좌엣쨔, 에떠 아뜨라좌엣쨔 나아르가니즈메. 시차스 에떠 스따지야 뻬렛 끌리막솜.

Пациент Как мне поступить?
환자 어떻게 하면 되나요?
깍 므녜 빠스뚜삐찌?

Врач Можно применить гормонозаместительную терапию, но сначала нужно провести несколько обследований.
의사 호르몬 대체 요법으로 치료를 할 수 있는데, 우선 몇 가지 검사를 해야 할 것이 있어요.
모즤너 쁘리메니찌 가르모노자메스찌쩰누유 쩨라삐유, 노 스나찰라 누즤너 쁘라베스찌 녜슬꼴꺼 압슬레더바니이.

Пациент А нет ли других вариантов?
환자 다른 방법은 없나요?
아 녯 리 드루기흐 바리안또프?

Врач Не пропускайте приемы пищи, регулярно занимайтесь спортом, это укрепит кости и улучшит настроение. У женщин в возрасте высока опасность возникновения остеопороза, нужно быть осторожным.

의사 소식으로 끼니를 거르지 말고, 운동을 규칙적으로 하면 뼈가 약해 지지 않고 기분도 좋아질 거예요. 여성분들은 나이가 들어가면서 골다공증에 걸릴 위험이 높으니 조심 하셔야 합니다.
니 쁘라뿌스까이쩨 쁘리요믜 삐쉬, 리굴랴르너 자니마이쩨시 스뽀르똠, 에떠 우끄레삣 꼬스찌 이 울루쉿 나스뜨라예니에. 우젠쉰 브보즈라스쩨 브이사까 아빠스노스찌 바즈니크나베니야 아스찌아뽀로자, 누즈너 브이찌 아스따로즈님.

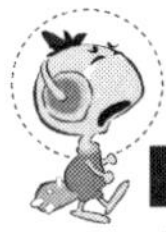

새로운 표현

климактерический период, климакс 갱년기
менопауза 폐경기
остеопороз 골다공증

28 Недержание мочи 실금
니제르좌니에 모치

Пациент
환자
Здравствуйте! У меня проблема с мочеиспусканием.
안녕하세요! 제가 소변보는데 좀 문제가 있어요.
즈드라스뜨부이쩨! 우미냐 쁘라블레마 스모체이스뿌스까니옘.

Медсестра
간호사
Какая проблема?
무슨 문제가 있나요?
까까야 쁘라블레마?

Пациент
환자
Когда смеюсь или чихаю, то сложно сдержать мочу.
웃거나 재채기를 할 때면 소변을 참기가 어려워요.
까그다 스메유시 일리 치하유, 또 슬로즈너 제르좌찌 마츄.

Медсестра
간호사
Это наиболее распространенный симптом в вашем возрасте.
환자분 나이에서는 흔한 증상이에요.
에떠 나이볼례 라스쁘라스뜨라논늬 심쁘똠 브바쉠 보즈라스쩨.

Пациент
환자
Да?
그런가요?
다?

Медсестра Около 10% людей старше 65 лет, отмечают эти симптомы.
간호사 65세가 넘어가면 10% 정도가 이런 증상을 호소합니다.
오꼴러 제시찌 쁘로쩬또프 류제이 스따르쉐 쉐스찌제시찌 삐찌 렛, 아뜨메차윳 에찌 심쁘또믜.

Пациент Возможно ли лечение?
환자 그럼, 치료는 가능한가요?
바즈모즈너 리 리체니에?

Медсестра Да, конечно. Когда у вас появились симптомы?
간호사 물론입니다. 그런데 증상은 언제부터 있었나요?
다, 까네쉬너. 까그다 우바스 빠이빌리시 심쁘또믜?

Пациент Уже с прошлого года.
환자 작년부터 그랬어요.
우줴 스쁘로쉴로보 고다.

Медсестра Сильно не переживайте. С возрастом увеличивается вероятность развития этих симптомов.
간호사 너무 걱정하지 마세요. 나이가 들어 발생하는 정상적인 현상일 가능성이 큽니다.
씰너 니 삐레쥐바이쩨. 스보즈라스똠 우벨리치바엣쨔 베러야뜨노스찌 라즈비찌야 에찌흐 심쁘또모프.

Пациент Это является проявлением старения моего организма?
환자 제 몸이 그렇게 노화가 된 건가요?
에떠 이블랴엣쨔 쁘라이블레니옘 스따레니야 마예보 아르가니즈마?

Медсестра С годами тонус мышц в области таза снижается, что вызывает недержание мочи.
간호사 나이가 들면 골반 근육이 약해져 자기도 모르게 소변을 찔끔 흘리기도 해요.
즈가다미 또누스 므이쉬쯔 브오블라스찌 따자 스니좌엣쨔, 쉬또 븨즈이바엣 니제르좌니에 모치.

Пациент Нужно ли проведение лекарственной терапии?
환자 치료를 위해 약을 복용해야 하나요?
누즈너 리 쁘라베제니에 리까르스트벤노이 쩨라삐이?

Медсестра Да, нужно принимать лекарственные средства и выполнять физические упражнения для укрепления мышц таза. Я вам объясню, какие упражнения необходимо выполнять.

간호사 네, 약물 복용과 함께 운동을 병행 하셔야 해요. 골반 근육 강화 운동은 꼭 필요합니다. 제가 어떻게 운동하는지 설명해 드릴께요.
다, 누즈너 쁘리니마찌 리까르스트벤늬에 스렛스뜨바 이 븨빨냐찌 피지체스끼에 우쁘라즤네니야 들랴 우끄레쁠레니야 므이쉬쯔 따자. 야 밤 압이스뉴, 까끼에 우쁘라즤네니야 니아브하지머 븨빨냐찌.

Пациент Спасибо.
환자 감사합니다.
스빠시버.

새로운 표현

недержание мочи при напряжении 실금 (요실금)
моча, мочиться 소변, 소변보다
принимать лекарство 복용하다

29 Онкологическое отделение 종양내과
안깔라기체스꼬에 앗젤레니에

Специализированные отделения 특수과
스뻬찌알리지로반늬에 앗젤레니야

Пациент Какое лечение мне будет проводиться?
환자 제 치료는 어떻게 하나요?
까꼬에 리체니에 므녜 부짓 쁘라바지쨔?

Медсестра Вам будет назначена противоопухолевая химиотерапия.
간호사 병에 공격성이 강한 항암화학 요법으로 치료할 겁니다.
밤 부짓 나즈나체나 쁘라찌버오뿌홀레바야 히미오쩨라삐야.

Пациент Что имеется в виду под химиотерапией?
환자 항암화학 요법이 무슨 말인가요?
쉬또 이메엣쨔 브비두 빠드 히미오쩨라삐예이?

Медсестра Это один из видов лечения различных форм рака.
간호사 특수한 암 치료제로 치료하는 방법입니다.
에떠 아진 이스 비도프 리체니야 라즈리치닉흐 포름 라까.

Пациент В процессе лечения возникнут боли?
환자 치료과정에 통증은 심한가요?
브쁘라쩨쎄 리체니야 바즈니크눗 볼리?

Медсестра Да, вероятность высокая. Побочными явлениями являются слабость, рвота, выпадение волос.
간호사 네, 그럴 가능성이 높습니다. 부작용으로 무기력증, 구토, 탈모증이 올 거예요.
다, 베라야뜨노스찌 브이쏘까야. 빠보치늬미 이블레니야미 이블랴윳쨔 슬라보스찌, 르보따, 븨빠제니에 발로스.

Пациент Какой срок лечения?
환자 치료 기간은 얼마나 걸리나요?
까꼬이 스록 리체니야?

Медсестра Химиотерапия занимает 3 дня.
간호사 화학 요법을 하는 데는 3일 걸려요.
히미오쩨라삐야 자니마엣 뜨리 드냐.

Пациент Нужно ли стационарное лечение?
환자 병원에 입원해야 하나요?
누즈너 리 스따찌아나르노에 리체니에?

Медсестра Да, придется лечь в больницу на 3 дня.
간호사 네, 3일 정도 입원하셔야 됩니다.
다, 쁘리죳쨔 레치 브발니쭈 나뜨리 드냐.

Пациент Можно ли сразу после выписки из стационара вести обычный образ жизни?
환자 퇴원 후에는 바로 일상생활로 복귀가 가능할까요?
모즈너 리 스라주 뽀슬레 븨삐스끼 이스 스따찌아나라 베스찌 아븨치늬 오브라스 쥐즈니?

Медсестра До возврата к обычному образу жизни или выхода на работу потребуется несколько дней.
간호사 회사 출근이라든지 일상생활로 복귀는 며칠 정도 걸릴 거예요.
다바즈브라따 끄아븨츠노무 오브라주 쥐즈니 일리 브이호다 나라보뚜 빠뜨레부엣쨔 녜슬꼴꺼 드녜이.

새로운 표현

химиотерапия против рака 항암화학
слабость 무기력증
рвота 구토
алопеция (облысение, плешивость) 탈모증
химиотерапия 화학요법

30 Радиотерапия 방사선 치료
라지오쩨라삐야

У пациентки, прошедшей курс лучевой терапии по поводу рака молочной железы развились побочные явления в виде гиперемии и зуда.
유방암 진단으로 방사선 치료를 받은 환자가 부작용으로 인해 피부가 가렵고 붉어졌다.
우빠찌엔뜨끼, 쁘라쉐드쉐이 꾸르스 루체보이 쩨라삐이 빠뽀보두 라까 말로치노이 젤레즈이 라즈빌리시 빠보치늬에 이블레니야 브비제 기뻬레미이 이 주다.

Пациент Со вчерашнего дня появился зуд на месте проведения лучевой терапии.
환자 어제 저녁부터 치료받은 부위의 주위가 가려워요.
싸프체라쉬네보 드냐 빠이빌샤 줏 나메스쩨 쁘라베제니야 루체보이 쩨라삐이.

Медсестра Да, сейчас осмотрю. Сильно не переживайте. После 2-3 недель лучевой терапии возникает сухость кожи, вследствие которой появляется зуд.
간호사 그래요, 좀 볼게요. 너무 걱정 마세요. 치료를 2~3주 정도 받다 보면 간혹 피부가 건조해져서 가려움 증세가 나타나기도 합니다.
다, 시챠스 아스마뜨류. 씰너 니뻬레쥐바이쩨. 뽀슬레 드바-쁘리 니젤리 루체보이 쩨라삐이 바즈니까옛 수호스찌 꼬쥐, 브슬렛스뜨비에 까또로이 빠이블랴엣쨔 줏.

Пациент Да, но у меня не только зуд, но еще и покраснение кожи.
환자 그런데 가려움만 있는 것이 아니라 피부가 빨갛게 변하기도 했어요.
다, 노 우미냐 니 똘꺼 줏, 노 이쑈 이 빠끄라스녜니에 꼬쥐.

Медсестра	Похоже, что радиоактивное излучение воздействовало на кожу и вызвало воспаление.
간호사	방사선으로 인한 피부반응으로 인해 염증이 생기는 것 같군요. 빠호줴, 쉬또 라지오악찌브노에 이즐루체니에 바즈제이스뜨보발로 나꼬쥬 이 브이즈발로 바스빨레니에.
Пациент	Сколько продлится этот симптом?
환자	이런 증상은 얼마나 가나요? 스꼴꺼 쁘라들릿쨔 에똣 심쁘똠?
Медсестра	Не волнуйтесь. Обычно по завершении лечения, постепенно состояние улучшается.
간호사	보통 치료가 끝나고 나면 서서히 좋아지니 걱정하지 마세요. 니 발누이쩨시. 아브이치너 빠자베르쉐니이 리체니야, 빠스쩨뻰너 싸스따야니에 울루샤엣쨔.
Пациент	Частенько хочется почесать.
환자	자꾸 긁고 싶어요. 치스쩬꺼 호쳇쨔 빠체사찌.
Медсестра	Не смотря на зуд, не чешите, наносите мазь.
간호사	가려워도 절대 긁지 마시고, 가려운 부위에 연고를 바르세요. 니 스마뜨랴 나줏, 니 체쉬쩨, 나노시쩨 마지.
Пациент	Это поможет?
환자	그러면 괜찮을까요? 에떠 빠모쥇?
Медсестра	Хуже не станет. Ежедневно после лечения наносите крем, а также мажьте тонким слоем каждый раз при возникновении зуда.
간호사	더 심해지지는 않을 거예요. 매일 치료 후에 바르시고 가려울 때 마다 얇게 펴서 바르세요. 후줴 니 스따닛. 예줴드녜브너 뽀슬레 리체니야 나노시쩨 끄렘, 아 딱줴 마지제 똔낌 슬로옘 까즈드이 라스 쁘리 바즈니크나베니이 주다.
Пациент	Понятно. спасибо.
환자	알겠습니다. 감사합니다. 빠냐뜨너, 스빠시버.

새로운 표현

лечевая терапия 방사선치료
рак молочной железы (рак груди) 유방암
мазь 연고

31 Гемодиализ 혈액투석
기마디알리스

Медсестра Здравствуйте. Начнем процедуру гемодиализа.
간호사 안녕하세요. 혈액투석을 하겠습니다.
즈드라스뜨부이쩨. 나치놈 쁘라쩨두루 기마디알리자.

Пациент Здравствуйте.
환자 안녕하세요.
즈드라스뜨부이쩨.

Медсестра Как ваше состояние после прошлой процедуры гемодиализа?
간호사 지난 혈액투석 이후 컨디션은 어땠나요?
깍 바쉐 싸스따야니에 뽀슬레 쁘로쉴로이 쁘라제두리 기마디알리자?

Пациент Вначале не было сил, потом полегчало.
환자 처음에는 좀 힘이 없었는데 차차 괜찮아 졌어요.
브나찰레 녜 브일러 씰, 빠똠 빠레흐찰러.

Медсестра Сейчас я измерю ваш вес и уровень АД.
간호사 몸무게와 혈압을 체크 하겠습니다.
시챠스 야 이즈메류 바쉬 베스 이 우로벤 아드.

Пациент Да, хорошо.
환자 네, 그러세요.
다, 하라쇼.

Медсестра С прошлой процедуры вы прибавили в весе. Это может вызвать осложнения.
간호사 지난 투석 이후에 체중이 증가했군요. 이러면 문제가 생길 수 있어요.
스쁘로쉴로이 쁘라쩨두리 븨 쁘리바빌리 브베쎄. 에떠 모쥇 브이즈바찌 아슬라즤녜니야.

Пациент Вот как. В последнее время я много ел.
환자 그렇군요. 최근에 좀 식욕이 당겨 많이 먹긴 했어요.
봇 깍. 브빠슬레드녜에 브레먀 야 므노거 옐.

Медсестра Артериальное давление 145 на 90. Немного повышено. Вы принимаете лекарство нормализующее давление?
간호사 혈압은 145/90 입니다. 좀 높습니다.
혈압 조절 약은 드시고 계세요?
아르떼리알노에 다블레니에 스또소록삐얏찌 나지비노스떠. 니므노거 빠브이쉔너. 븨 쁘리니마이쩨 리까르스트버 나르말리주유쉐에 다블레니에?

Пациент В последнее время не принимал.
환자 최근에는 먹지 않았어요.
브빠슬레드녜에 브레먀 니 쁘리니말.

Медсестра Нужно постоянно принимать лекарство для снижения артериального давления.
간호사 혈압 조절 약은 꾸준히 드셔야 합니다.
누즈너 빠스따얀노 쁘리니마찌 리까르스트버 들랴 스니줴니야 아르테리알노보 다블레니야.

Пациент Хорошо.
환자 알겠습니다.
하라쇼.

Медсестра Ложитесь на кровать. Процедура гемодиализа займет примерно 4 часа.
간호사 침대에 누우세요. 투석이 끝나려면 4시간 정도 걸립니다.
라쥐쩨시 나끄라바찌. 쁘라쩨두라 기마디알리자 자이묫 쁘리메르노 치뜨이리 치사.

Медсестра Если во время процедуры почувствуете головокружение или возникнет тошнота нажмите кнопку экстренного вызова.
간호사 투석을 하는 동안에 어지럼증이 있거나 구토증세가 있으면 비상 호출버튼을 눌러주세요.
예슬리 바브레먀 쁘라쩨두릐 빠춥스뜨부이쩨 갈라바끄루줴니에 일리 바즈니크닛 따쉬나따 나즤미쩨 크노쁘꾸 엑스뜨렌노보 브이죠바.

새로운 표현

гемодиализ 혈액투석	диализ 투석
головокружение 어지럼증	кнопка экстренного вызова 비상 호출버튼

32 Отделение интенсивной терапии 중환자실
앗젤레니에 인텐씨브노이 쩨라삐이

Медсестра Здравствуйте. Я медсестра отделения интенсивной терапии.
간호사 안녕하세요. 저는 중환자실 담당 간호사입니다.
즈드라스뜨부이쩨. 야 메드시스뜨라 앗젤레니야 인텐씨브노이 쩨라삐이.

Семья больного Здравствуйте. Мы семья пациента.
환자가족 안녕하세요. 환자 가족입니다.
즈드라스뜨부이쩨. 믜 씨미야 빠찌엔따.

Медсестра Я расскажу вам об отделении интенсивной терапии.
간호사 중환자실에 대해 알려 드릴게요.
야 라쓰까쥬 밤 아브앗젤레니이 인텐씨브노이 쩨라삐이.

Семья больного Да, спасибо.
환자가족 네, 알겠습니다.
다, 스빠시버.

Медсестра Прежде всего, лечащий врач проводит обход пациентов два раза в день: утром и вечером. Медсестры работают в три смены в течении 24-х часов, поэтому если что потребуется можно к ним обратиться.
간호사 우선 의사선생님 회진은 아침, 저녁으로 하루에 두 번 있습니다. 간호사들은 3교대로 24시간 근무하니 필요하실 때 도움을 요청하면 됩니다.
쁘레즈제 프쎄보, 리챠쉬 브라치 쁘라보짓 아브훗 빠찌엔또프 드바 라자 브젠: 우뜨롬 이 베체롬. 메드시스뜨리 라보따윳 브뜨리 스메늬 브쩨체니이 드바짯찌 치뜨뵤르띄흐 치솝, 빠에떠무 예슬리 쉬또 빠뜨레부엣쨔 모즈너 크님 아브라찌쨔.

Семья больного В какое время можно посещать пациента?
환자가족 면회 가능시간은 언제인가요?
브까꼬에 브레먀 모즈너 빠시쌰찌 빠찌엔따?

Медсестра Пациенты нуждаются в полной покое, поэтому посещение больных возможно только в определенное время.
간호사 몇몇 환자들은 절대 안정이 필요해서, 면회는 정해진 시간에만 가능합니다.
빠찌엔띄 누즈다윳쨔 브뽈노이 빠꼬에, 빠에떠무 빠시쉐니에 발늬흐 바즈모즈너 똘꺼 브아쁘레젤론노에 브레먀

Семья больного Понятно. Когда же время посещения пациентов?
환자가족 그렇군요. 그럼 방문 가능시간은 언제인가요?
빠냐뜨너. 까그다 줴 브레먀 빠시쉐니야 빠찌엔또프?

Медсестра В день можно посещать 2 раза. После обеда между 2-мя и 3-мя часами и вечером с 7 до 8 часов.
간호사 하루 두 번 가능합니다. 오후 2~3시와 저녁 7~8시 입니다.
브젠 모즤너 빠시샤찌 드바 라자. 뽀슬레 아베다 메즈두 드부먀 이 뜨레먀 치사미 이 베체롬 스씨미 다바시미 치솝.

Семья больного Очень мало времени.
환자가족 시간이 너무 짧군요.
오친 말러 브레메니.

Медсестра Так как пациентам нужен полный покой, таковы правила. Если у Вас нет больше вопросов, то оставьте контактный номер телефона, и можете поехать домой. Также можно остаться в зале ожиданий.
간호사 환자들의 절대 안정을 위해 어쩔 수 없습니다. 별도의 지시가 없는 한 가족 분들은 전화번호를 남기고 돌아가셔도 되고, 보호자 대기실을 사용하셔도 됩니다.
딱 깍 빠찌엔땀 누줸 뽈느이 빠꼬이, 따꼬븨 쁘라빌라. 예슬리 우바스 녯 볼쉐 바쁘로솝, 또 아스따비쩨 깐딱뜨느이 노메르 쩰레포나, 이 모쥐쩨 빠예하찌 다모이. 딱줴 모즤너 아스따쨔 브잘레 아쥐다니이.

Семья больного Тогда мы подождем в зале ожидания.
환자가족 그럼 대기실에서 기다리도록 하지요.
따그다 믜 빠다즈좀 브잘레 아쥐다니야.

Медсестра Если посетителей много, то нужно встать в очередь.
간호사 방문객이 많을 경우에는 순서대로 해야 합니다.
예슬리 빠시찌쩰레이 므노거, 또 누즤너 프스따찌 브오체레지.

Семья больного Понятно.
환자가족 알겠습니다.
빠냐뜨너.

Медсестра Обязательно мойте руки до и после посещения пациента.
간호사 환자 면회 전과 후에는 반드시 손을 깨끗이 씻으세요.
아비자쩰너 모이쩨 루끼 도 이 뽀슬레 빠시쉐니야 빠찌엔따.

Семья больного Понятно.
환자가족 알겠습니다.
빠냐뜨너.

Медсестра Если возникнут какие-либо вопросы, можете обратиться к палатной медсестре.
간호사 더 궁금한 사항이 있으면, 담당 간호사들에게 물어 보시면 됩니다.
예슬리 바즈니크늣 까끼에-리버 바쁘로스이, 모쥐쩨 아브라찌쨔 크빨라뜨노이 메드시스뜨레.

Семья больного Хорошо, спасибо.
환자가족 알겠습니다, 고맙습니다.
하라쇼, 스빠시버.

Медсестра Если после посещения пациента у вас возникнут вопросы о состоянии больного, то вы можете связаться с медсестрой по внутреннему телефону.
간호사 면회시간 후에 환자에 대해 궁금하시면, 구내전화를 사용하여 담당 간호사에게 환자의 상태를 물어보시면 됩니다.
예슬리 뽀슬레 빠시쉐니야 빠찌엔따 우바스 바즈니크늣 바쁘로스이 아싸스따야니이 발노보, 또 븨 모쥐쩨 스비자쨔 스메드시스뜨로이 빠브누뜨렌녜무 쩰레포누.

Семья больного Сколько больному еще предстоит здесь находиться?
환자가족 환자는 앞으로 얼마나 더 여기에 있어야 하나요?
스꼴꺼 발노무 이쑈 쁘렛스따잇 즈제시 나하짓쨔?

Медсестра Лечащий врач следит за пациентом, если состояние последнего улучшится, то его переведут в обычную палату.
간호사 담당 선생님께서 지켜보시고, 상태가 호전되면 일반 병실로 옮기도록 말해 줄 거예요.
리챠쉬 브라치 슬레짓 자빠찌엔똠, 예슬리 싸스따야니에 빠슬레드네보 울루쉿쨔, 또 이보 뻬레비듯 브아븨치누유 빨라뚜.

Семья больного Ясно, спасибо.
환자가족 그렇군요, 감사합니다.
야스너, 스빠시버.

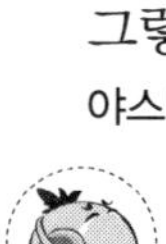

새로운 표현

реанимационная палата, палата интенсивной терапии 중환자실
врачебный обход 회진
если состояние улучшится, если пойдет на поправку 상태가 호전되면
внутренний телефон 구내전화

33 Отделение неотложной помощи 응급실
앗젤레니에 니아뜰로즈노이 뽀모쉬

Медсестра Скажите, что вас беспокоит.
간호사 어디가 아픈지 말해주세요.
스까쥐쩨, 쉬또 바스 베스빠꼬잇.

Пациент Не могу пошевелить ногой.
환자 다리를 움직일 수가 없어요.
니 마구 빠쉐벨리찌 나고이.

Медсестра Не переживайте и успокойтесь, пожалуйста.
간호사 놀라지 마시고 진정하세요.
니 뻬레쥐바이쩨 이 우스빠꼬이쩨시, 빠좔스따.

Пациент С моей ногой всё нормально?
환자 제 다리가 괜찮은가요?
스마예이 나고이 프쇼 나르말너?

Медсестра Кровотечение сильное, сначала остановим кровь. Чтобы узнать точно нужно сделать рентгеновский снимок. Вероятно сломана берцовая кость.
간호사 출혈이 좀 심하니 우선 지혈을 하도록 하겠습니다.
자세한 부분은 엑스레이 촬영을 해 봐야 알 수 있을 것 같아요. 아마도 정강이 뼈가 부러진 것 같아요!
끄라바찌체니에 씰노에, 스나찰라 아스따노빔 끄로비. 쉬또븨 우즈나찌 또치너 누즤너 즈젤라찌 렌뜨게놉스끼 스니목. 베로야뜨너 슬로마나 베르쬬바야 꼬스찌.

Пациент Я же смогу ходить?
환자 제가 걸을 수 없게 되는 건 아닌가요?
야 줴 스마구 하지찌?

Медсестра Чтобы в этом убедиться проведем обследование, повреждения связок вроде нет, поэтому тяжелых последствий скорее всего не будет.
간호사 자세한 건 검사를 해 봐야 알겠지만, 인대에도 손상이 없는 것 같으니, 큰 문제는 없을 거예요.
쉬또븨 브에똠 우베지쨔 쁘라비좀 압슬레더바니에, 빠브레즈제니야 스뱌쪽 브로제 녯, 빠에떠무 찌졸릐흐 빠슬렛스뜨비이 스까레예 프쎄보 니 부짓.

Пациент Боль очень сильная.
환자 통증이 너무 심합니다.
볼 오친 씰나야.

Медсестра Для начала я вам дам седативное средство.
간호사 우선 진정제를 놔 드릴께요.
들랴 나찰라 야 밤 담 쎄다찌브노예 스렛스뜨버.

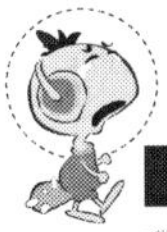

새로운 표현

отделение неотложной помощи 응급실
гемостаз (остановка кровотечения) 지혈
кровоизлияние 출혈 берцовая кость 정강이뼈
успокаивающее средство 진정제

34 Регистратура (процесс регистрации и получение результатов диагноза) 접수실 (접수과정과 진단결과 수령)
레기스뜨라뚜라 (쁘라쩨스 레기스뜨라찌이 이 빨루체니예 레줄따또프 지아그노자)

Медсестра Здравствуйте. Чем я могу вам помочь?
간호사 안녕하세요, 무엇을 도와드릴까요?
즈드라스뜨부이쩨. 쳄 야 마구 밤 빠모치?

Пациент Здравствуйте. Меня зовут Анна Васильевна. Я пришла на медосмотр.
환자 안녕하세요. 저는 안나 바실리예브나 입니다. 건강검진을 받으러 왔습니다.
즈드라스뜨부이쩨. 미냐 자붓 안나 바실예브나. 야 쁘리쉴라 나메드아스모뜨르.

Медсестра Вы впервые в нашем центре?
간호사 저희 센터에는 처음이신가요?
븨 브뻬르븨에 브나쉠 쩬뜨레?

Пациент Да, я у вас впервые.
환자 네, 처음입니다.
다, 야 우바스 브뻬르븨에.

Медсестра Для медобследования, заполните пожалуйста эту форму.
간호사 건강검진을 위한 설문서를 작성해 주십시오.
들랴 메드압슬레더바니야, 자뽈니쩨 빠좔스따 에뚜 포르무.

Пациент Хорошо. После заполнения бланка, куда его сдать?
환자 알겠습니다. 작성 후에 어디로 제출하면 됩니까?
하라쇼. 뽀슬레 자빨녜니야 블란까, 꾸다 이보 즈다찌?

Медсестра Держите его при себе, а когда вас вызовут идите с ним.
간호사 가지고 계시다가 호명하면 가지고 오시면 됩니다.
제르쥐쩨 이보 쁘리 씨베, 아 까그다 바스 븨자붓 이지쩨 스님.

Пациент Понятно.
환자 알겠습니다.
빠냐뜨너.

Медсестра Анна Васильевна, вы заполнили форму?
간호사 안나 바실리예브나님! 설문서는 작성 하셨나요?
안나 바실예브나, 븨 자뽈닐리 포르무?

Пациент Да, вот.
환자 네, 여기 있습니다.
다, 봇.

Медсестра Спасибо. Какое обследование вы желали бы пройти?
간호사 감사합니다. 어떤 종류의 검진을 받기 원하시나요?
스빠시버. 까꼬에 압슬레더바니에 븨 젤랄리 븨 쁘라이찌?

Пациент Я пришла проверить общее состояние здоровья. Сколько времени займет обследование?
환자 일반 건강검진을 받으려 합니다. 검사시간은 얼마나 걸리나요?
야 쁘리쉴라 쁘라베리찌 옵쉐 싸스따야니에 즈다로비야. 스꼴꺼 브레메니 자이뫗 압슬레더바니에?

Медсестра Общее время диагностики занимает около 2-3 часов.
간호사 총 검사시간은 약 2~3시간 정도 걸립니다.
옵쉐 브레먀 지아그노스찌끼 자니마옛 오꼴러 드바-뜨리 치솝.

Пациент Вот как, долговато.
환자 그렇군요, 시간이 좀 많이 걸리네요.
봇 깍, 돌거바또.

Медсестра Обследование на предоплатной основе. Есть ли у вас медстраховка?
간호사 검사비용은 선불입니다. 의료보험이 있나요?
압슬레더바니에 나쁘레드아쁠라뜨노이 아스노베. 예스찌 리 우바스 메드스뜨라호프까?

Пациент Нет. Какова стоимость обследования?
환자 아니요, 없습니다. 검사비용은 얼마나 하나요?
녯. 까꼬바 스또이모스찌 압슬레더바니야?

Медсестра Если нет страховки, то дороговато. Плата составит 1,5 млн. вон.
간호사 의료보험이 없다면 좀 비쌉니다. 비용은 150만원입니다.
예슬리 녯 스뜨라호프끼, 또 다라가바떠. 쁠라따 싸스따빗 밀리온 뻬지솟뜨이시치 본.

Пациент Можно оплатить кредитной картой? У меня карта выданная в России, можно?
환자 신용카드로 지불 되나요? 제 카드는 러시아카드인데 될까요?
모즤너 아쁠라찌찌 끄레지뜨노이 까르또이? 우미냐 까르따 브이단나야 브라씨이, 모즤너?

Медсестра Да, все банковские карты, имеющие логотип VISA, Master Card, American Express, доступны к оплате.
간호사 네, 카드에 비자, 마스터, 아메리칸 익스프레스 등의 로고가 있는 카드는 모두 가능합니다.
다, 프쏘 반꼽스끼에 까르띄, 이메유쉬에 라가찝 비자, 마스터 카드, 어메리컨 익스프레스, 다스뚜쁘늬 끄아쁠라쩨.

Пациент Тогда попрошу вас принять к оплате карту VISA.
환자 그러면 제 비자카드로 결제 부탁드립니다.
따그다 빠쁘라슈 바스 쁘리냐찌 끄아쁠라쩨 까르뚜 비자.

Медсестра Хорошо, спасибо. Распишитесь пожалуйста здесь.
간호사 네, 감사합니다. 여기 서명해 주십시오.
하라쇼, 스빠시버. 라스삐쉬쩨시 빠좔스따 즈제시.

Пациент Понятно.
환자 알겠습니다.
빠냐뜨너.

Медсестра Платеж оплачен. Получите квитанцию пожалуйста.
간호사 네, 비용 청구가 잘 됐습니다. 여기 영수증 받으세요.
쁠라죠쉬 아쁠라첸. 빨루찌쩨 끄비딴찌유 빠좔스따.

Пациент Спасибо.
환자 감사합니다.
스빠시버.

Медсестра Перед осмотром нужно сдать анализ мочи и кала.
간호사 검사 전에 소변과 대변 샘플을 주셔야 합니다.
뻬렛 아스모뜨롬 누즤너 즈다찌 아날리스 모치 이 깔라.

Пациент Ясно, спасибо.
환자 알겠습니다. 감사합니다.
야스너, 스빠시버.

새로운 표현

регистрация 접수
медосмотр (медицинский осмотр) 신체검사
медобследования 건강검진
форма 서식, 양식
медстраховка(медицинская страховка) 의료보험

PART Ⅱ
Стационарное лечение
입원 치료

현직 간호사들을 위한
러시아어 가이드북

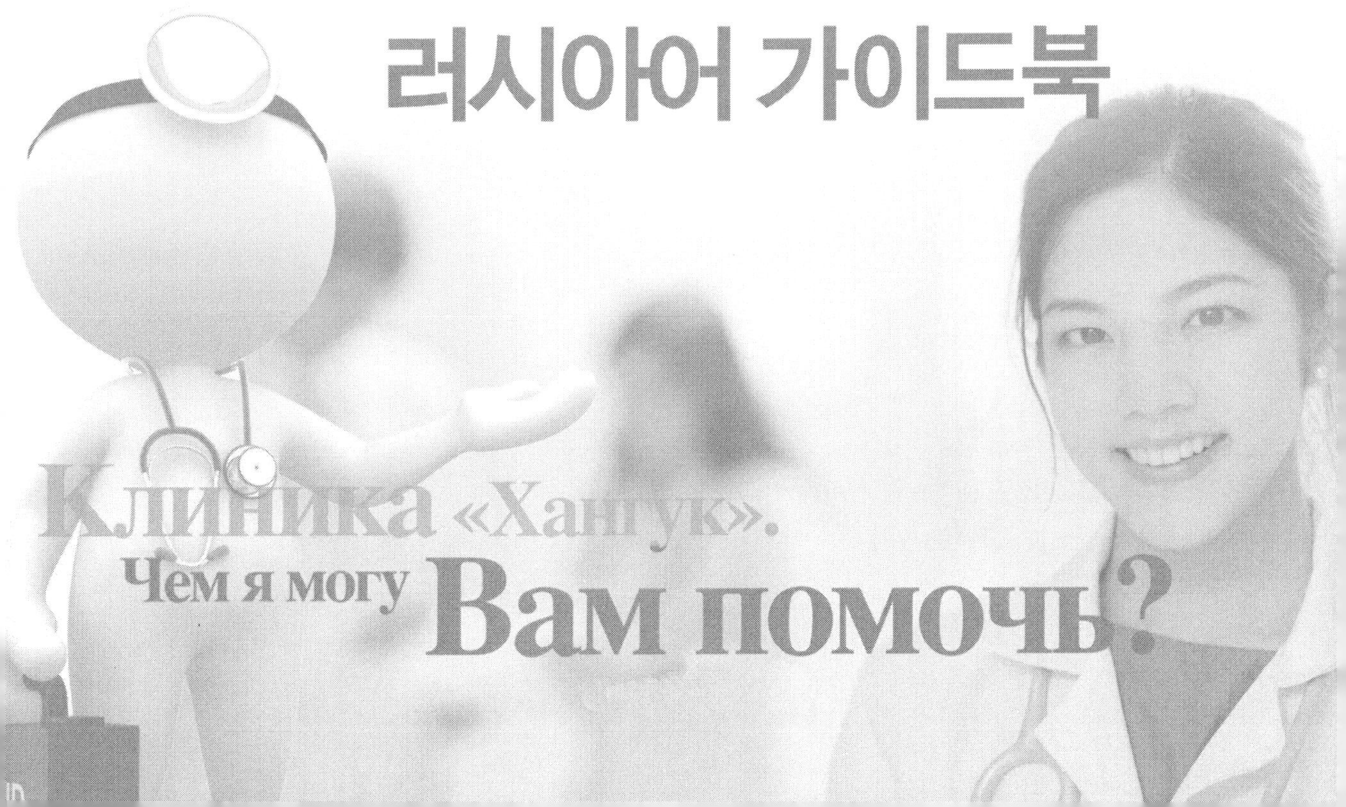

2 Стационар 입원병동

스따찌아나르

35 Регистрация пациента на госпитализацию 입원환자 접수

레기스뜨라찌야 빠찌엔따 나가스삐딸리자찌유

Медсестра Здравствуйте. Вы принесли заявление на госпитализацию?
간호사 안녕하세요. 입원 신청서를 가지고 오셨나요.
즈드라스뜨부이쩨. 븨 쁘리네슬리 자이블레니에 나가스삐딸리자찌유?

Пациент Да, вот оно.
환자 네, 여기 있습니다.
다, 봇 아노.

Медсестра Для начала необходимо измерить ваш рост и вес. Следуйте за мной.
간호사 우선 간단히 키와 몸무게를 재야합니다. 따라오세요.
들랴 나찰라 니아브하지머 이즈메리찌 바쉬 로스뜨 이 베스. 슬레두이쩨 자므노이.

Пациент Да, хорошо.
환자 네, 알겠습니다.
다, 하라쇼.

Медсестра Так, пожалуйста, снимите обувь и встаньте на весы. Рост и вес измеряются одновременно, поэтому выпрямите спину и встаньте прямо. Измерительная планка опустится и коснется головы и таким образом замерит ваш рост.
간호사 자 체중계 위로 신발을 벗고 올라가 주세요. 키도 같이 측정하니 허리를 바르게 펴고 서 주세요. 머리 위로 측정 바가 내려오면서 키를 잴 겁니다.
딱 빠좔스따, 스니미쩨 오부비 이 프스따니쩨 나베싀. 로스뜨 이 베스 이즈메랴윳쨔 아드노브레멘너, 빠에떠무 브이쁘리미쩨 스삐누 이 프스따니쩨 쁘랴모. 이즈메리쩰나야 쁠란까 아뿌스찌쨔 이 가스놋쨔 갈라븨 이 따낌 오브라좀 자메릿 바쉬 로스뜨.

Пациент Понял.
환자 알겠습니다.
뽀냘.

Медсестра Далее перед госпитализацией я задам вам несколько необходимых вопросов.
간호사 자, 다음으로 입원 수속에 필요한 몇 가지 질문을 하겠습니다.
달례 뻬렛 가스삐딸리자찌예이 야 자담 밤 녜슬꼴꺼 니아브하지믜흐 바쁘로소프.

Пациент Да, говорите, пожалуйста.
환자 네, 말씀하세요.
다, 가바리쩨, 빠좔스따.

Медсестра Какова причина стационарного наблюдения?
간호사 입원을 하게 된 이유는 무엇입니까?
까꼬바 쁘리치나 스따찌아나르노보 나블류제니야?

Пациент Доктор сказал, что нужно провести несколько обследований и порекомендовал лечь в больницу.
환자 의사 선생님이 몇 가지 검사를 해야 한다고 입원을 권하셨습니다.
독또르 스까잘, 쉬또 누즤너 쁘라베스찌 녜슬꼴꺼 압슬레더바니이 이 빠레커멘더발 레치 브발니쭈.

Медсестра Есть ли какие либо симптомы?
간호사 어떤 증상이 있나요?
예스찌 리 까끼에 리버 심쁘또믜?

Пациент Головные боли, гипертония и еще координация движений нарушена.
환자 두통에 고혈압도 좀 있고, 근육컨트롤이 잘 안됩니다.
갈라브늬에 볼리, 기뻬르따니야 이 이쑈 까르지나찌야 드비줴니이 나루쉐나.

Медсестра За последние 5 лет переносили ли вы операции?
간호사 최근 5년 사이 수술을 받은 적은 있나요?
자 빠슬레드니에 삐얏찌 렛 뻬레나실리 리 븨 아뻬라찌이?

Пациент Нет, не было.
환자 아니요, 없습니다.
녯, 녜 브일러.

Медсестра Вы принимаете, какие либо лекарственные препараты?
간호사 복용하고 있는 약은 있나요?
븨 쁘리니마이쩨, 까끼에 리버 리까르스트벤늬에 쁘리빠라띄?

Пациент Я принимаю лекарства, нормализующие кровяное давление.
환자 혈압 조절약을 먹고 있습니다.
야 쁘리니마유 리까르스트바, 나르말리주유쉬에 끄라비노에 다블레니에.

Медсестра Вы курите?
간호사 담배는 피우시나요?
븨 꾸리쩨?

Пациент Да, курю.
환자 네, 피웁니다.
다, 꾸류.

Медсестра Сколько курите в день?
간호사 하루에 얼마나 피우시나요?
스꼴꺼 꾸리쩨 브젠?

Пациент В день до 10 сигарет.
환자 하루에 10개비 정도 피웁니다.
브젠 다제시찌 씨가렛.

Медсестра Какое количество спиртного вы употребляете?
간호사 음주량은 얼마나 되나요?
까꼬에 깔리체스뜨버 스삐르뜨노보 븨 우빠뜨레블랴이쩨?

Пациент Алкоголь изредка пью, в основном водку. За раз около 300мл. выпиваю.
환자 술은 가끔 마시는데, 보드카를 주로 마십니다. 한 번에 보통 300ml 정도 마십니다.
알카골 이즈레드뜨까 삐유, 브아스나브놈 보드꾸. 자라스 오꼴러 뜨료흐솟 밀리리떠로프 브이삐바유.

Медсестра Спасибо. Распишитесь, пожалуйста здесь.
간호사 감사합니다. 그럼 여기에 서명 부탁드립니다.
스빠시버. 라스삐쉬쩨시, 빠잘스따 즈제시.

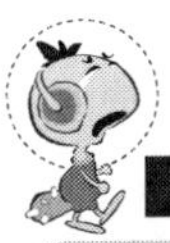

새로운 표현

стационар 입원병동
ростомер 바(Bar)
измерительная планка측정바
гипертония 고혈압
антигипертензивные средства (гипотонические препараты) 혈압 조절약

36 Ознакомление с распорядком в больничной палате и сообщение важных положений 병실안내 및 주의사항 전달
아즈나까믈레니에 스라스빠랴드꼼 브발니치노이 빨라쩨 이 싸압쉐니에 바즈늬흐 빨라줴니이

Медсестра Я ознакомлю вас с правилами больничной палаты. Следуйте, пожалуйста за мной.
간호사 병실로 안내해 드리겠습니다. 따라오세요.
야 아즈나꼬믈류 바스 스쁘라빌라미 발니치노이 빨라띄. 슬레두이쩨, 빠잘스따 자므노이.

Пациент Да, ясно.
환자 네, 알겠습니다.
다, 야스너.

Медсестра Это палата номер 906 Ивана Ивановича. Палата рассчитана на двоих пациентов.
간호사 여기 906호가 이반 이바노비치님 병실입니다. 2인실로 두 명이 함께 사용하는 병실입니다.
에떠 빨라따 노메르 지비솟쉐스찌, 이바나 이바노비차. 빨라따 라스쉬딴나 나드바이흐 빠찌엔또프.

Пациент Понятно.
환자 네.
빠냐뜨너.

Медсестра Кнопка вызова медсестры расположена над кроватью.
간호사 간호사 호출버튼은 침대 위에 있습니다.
크노쁘까 브이조바 메드시스뜨릐 라스빨로줴나 나드끄라바찌유.

Пациент Как её использовать?
환자 사용법은 어떻게 되나요?
깍 이요 이스뾸저바찌?

Медсестра Очень просто. Когда вам потребуется помощь либо возникнет вопрос, то просто нажмите эту кнопку.
간호사 간단합니다. 문제가 있거나 도움이 필요하면 그냥 이 버튼을 누르시면 됩니다.
오친 쁘로스떠. 까그다 밤 빠뜨레부엣쨔 뽀모쉬 리버 바즈니크닛 바쁘로스, 또 쁘로스떠 나즤미쩨 에뚜 크노쁘꾸.

Пациент Нет ли других важных моментов?
환자 다른 주의사항은 없나요?
녯 리 드루기흐 바즈늬흐 마멘또프?

Медсестра Когда лежите в кровати, поднимите бортик сбоку от кровати, чтобы не переживать, что во сне ушибетесь.
간호사 침대에 누워 계실 때는 옆의 침대난간을 올려주세요. 그래야 주무실 때 실수로 낙상할 염려가 없습니다.
까그다 리쥐쩨 브끄라바찌, 빠드니미쩨 보르찍 즈보꾸 아뜨끄라바찌, 쉬또븨 니 뻬레쥐바찌, 쉬또 바스녜 우쉬뵤쩨시.

Пациент Как пользоваться телевизором и другими предметами обихода?
환자 텔레비전 시청과 다른 부대시설 사용은 어떻게 하면 되나요?
깍 뽈저바쨔 쩰레비죠롬 이 드루기미 쁘레드메따미 아비호다?

Медсестра Сбоку от кровати есть телевизор, можно смотреть, но пожалуйста не пользуйтесь им в позднее время и отрегулируйте громкость до достаточного уровня, чтобы не мешать другим людям. У каждой кровати есть по одному холодильнику, которым можно пользоваться.
간호사 텔레비전은 옆 침대 사람에게 피해가 가지 않도록 너무 늦은 시간 시청을 자제해 주시고, 음량을 적당히 조절해서 보시면 됩니다. 냉장고는 각 침대 당 1개씩 있으니 사용하시면 됩니다.
즈보꾸 아뜨끄라바찌 예스찌 쩰레비죠르, 모즈너 스마뜨레찌, 노 빠좔스따 니 뽈주이쩨시 임 브뽀즈녜에 브레먀 이 아뜨리굴리루이쩨 그롬꼬스찌 다다스따또츠노보 우로브냐, 쉬또븨 니 미샤찌 드루김 류잠. 우까즈도이 끄라바찌 예스찌 빠아드나무 할라질니꾸, 까또르임 모즈너 뽈저바쨔.

Пациент Да, хорошо. Спасибо.
환자 네, 그렇군요. 감사합니다.
다, 하라쇼. 스빠시버.

Медсестра Доктор проводит обход пациентов утром между 7 и 9 часами и после обеда с 4 до 5 часов, поэтому постарайтесь находиться в это время в палате.
간호사 의사 선생님들은 오전 7~9시 사이, 그리고 오후엔 4~5시 사이에 회진을 하니 그 시간에는 가급적 병실에 있기를 부탁드릴께요.
독또르 쁘라보짓 아브홋 빠찌엔또프 우뜨롬 메즈두 시미유 이 지빗찌유 치싸미 이 뽀슬레 아베다 스치뜨료흐 다삐찌 치솝, 빠에떠무 빠스따라이쩨시 나호짓쨔 브에또 브레먀 브빨라쩨.

Пациент Понятно, так и сделаю.
환자 알겠습니다. 그렇게 하지요.
빠냐뜨너, 딱 이 즈젤라유.

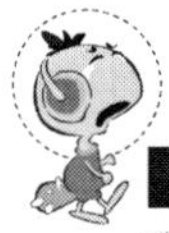

새로운 표현

Ушибиться, удариться 타박상을 입히다, 다치게 하다
Борт, перекладина다리, 층계의 난간

37 Раздача питания 배식안내
라즈다차 삐따니야

Медсестра График принятия пищи вывешен на доске объявлений снаружи.
간호사 식사시간은 바깥 게시판에 붙어 있습니다.
그라픽 쁘리냐찌야 삐쉬 브이베쉔 나다스께 압이블레니이 스나루쥐.

Медсестра Утром с 7 до 8 часов осуществляется разнос завтраков.
간호사 아침은 7~8시에 배식됩니다.
우뜨롬 스씨미 다바시미 치솝 아수쉐스뜨블랴엣쨔 라즈노스 자프뜨라꼬프.

Медсестра Обед приносят с 12 до 13 часов дня.
간호사 점심은 12~13시에 배식됩니다.
아벳 쁘리노샷 스드베나짯찌 다뜨리나짯찌 치솝 드냐.

Медсестра Вечером раздают ужин с 5 до 6 вечера.
간호사 저녁은 5~6시에 배식됩니다.
베체롬 라즈다윳 우쥔 스삐찌 다쉐스찌 베체라.

Пациент Употребление пищи только в отведенное время?
환자 식사는 저 시간에만 해야 하나요?
우빠뜨레블레니에 삐쉬 똘꺼 브아뜨베죤노에 브레먀?

Медсестра Да, если будут какие–либо изменения, то об этом официально сообщат на доске.
간호사 네, 만약에 시간 변동이 있으면 게시판에 공고가 될 겁니다.
다, 예슬리 부둣 까끼에-리버 이즈메네니야, 또 아브에똠 아피찌알너 싸압샷 나다스께.

Пациент Ясно, спасибо.
환자 알겠습니다. 감사합니다.
야스너, 스빠시버.

Медсестра Да и в подготовительной комнате (подсобная комната) есть микроволновая печь. Можно использовать её для подогрева пищи, но готовить пищу нельзя.
간호사 그리고 준비실에 전자레인지가 있습니다. 음식을 데우는 용도로만 사용할 수 있고, 조리는 안 됩니다.
다 이 브빠드가따비쪨노이 꼼나쩨(빠드소브나야 꼼나따) 예스찌 미끄라발노바야 뻬치. 모즈너 이스뽈저바찌 이요 빠다그레바 삐쉬, 노 가또비찌 삐슈 닐쟈.

Пациент Да, а где можно брать воду для питья?
환자 네, 그런데 식수는 어디서 얻을 수 있나요?
다, 아 그제 모즈너 브라찌 보두 들랴 삐찌야?

Медсестра Питьевую воду можно попить из диспенсера в коридоре.
간호사 식수는 복도에 있는 정수기에서 받아 가시면 됩니다.
삐찌부유 보두 모즈너 빠삐찌 이즈지스뻰세라 브까리도레.

Пациент Ясно, спасибо.
환자 알겠습니다. 감사합니다.
야스너, 스빠시버.

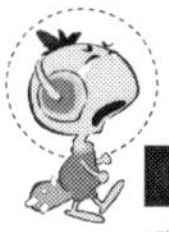

새로운 표현

график приема пищи 식사일정
разнос пищи 배식
подготовительная комната (подсобная комната) 준비실
микроволновка 전자레인지
диспенсер с водой 정수기

38 Оснащение больницы 병원시설
빠시 나 쁘리욤 빠쩰레포누

Пациент Что есть в больнице?
환자 원내에 어떤 편의 시설이 있나요?
쉬또 예스찌 브발니쩨?

Медсестра На 2-м этаже есть центр поддержки посетителей. Там можно пользоваться интернетом.
간호사 2층에 고객 서비스센터가 있습니다. 인터넷도 거기에서 사용 할 수 있습니다.
나브따롬 에따줴 예스찌 쩬뜨르 빠드제르쉬끼 빠시찌쩰레이. 땀 모지너 뽈저바쨔 인테르네똠.

Пациент Нет других услуг?
환자 다른 시설들은 없나요?
녯 드루기흐 우슬룩?

Медсестра На 1-м этаже есть магазин и банк.
간호사 1층에는 편의점과 은행이 있습니다.
나뻬르봄 에따줴 예스찌 마가진 이 반끄.

Пациент Спасибо.
환자 감사합니다.
스빠시버.

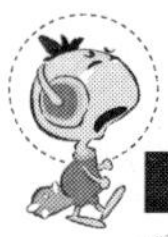

새로운 표현

центр поддержки посетителей 고객지원센터

39 Правила по выходу из больницы 외출안내
뻐라빌라 빠브이호두 이즈발니쯔이

Пациент Что-нибудь нужно для того, чтобы выйти из больницы?
환자 외출 시에는 어떻게 해야 하나요?
쉬또-니붓지 누즤너 들랴 따보, 쉬또븨 븨이찌 이즈발니쯔이?

Медсестра Можно выйти из больницы, только если у вас имеется разрешение.
간호사 외출은 허가증을 받으셔야만 가능합니다.
모즤너 븨이찌 이즈발니쯔이, 똘꺼 예슬리 우바스 이메엣쨔 라즈리쉐니에.

Пациент Как можно получить разрешение?
환자 허가증은 어떻게 받나요?
깍 모즤너 빨루치찌 라즈리쉐니에?

Медсестра Сначала нужно заполнить заявление о выходе из больницы, затем нужно подняться на 5 этаж за подписью лечащего врача предъявить палатной медсестре, после чего Вам выдадут разрешение.
간호사 우선 병실 층 간호사에게 외출신청서를 작성한 다음, 5층으로 올라가서 담당 선생님께 서명을 받고 다시 담당 간호사에게 제출하시면 허가증을 발급해 줍니다.
스나찰라 누즤너 자뽈니찌 자이블레니에 아브이호제 이즈발니쯔이, 자쩸 누즤너 빠드냐짜 나삐얏띄 에따쉬 자 뽀드삐시유 리챠쉐보 브라챠 쁘레드이비찌 빨라뜨노이 메드시스뜨레, 뽀슬레 쳬보 밤 브이다듯 라즈리쉐니에.

Пациент Сколько времени можно находиться вне больницы?
환자 외출 시간은 얼마나 받을 수 있나요?
스꼴꺼 브레메니 모즤너 나하짓쨔 브녜 발니쯔이?

Медсестра Разрешение выдается на 3 часа.
간호사 한 번에 최대 3시간까지 받을 수 있습니다.
라즈리쉐니에 브이다읏쨔 나뜨리 치사.

Пациент Спасибо.
환자 감사합니다.
스빠시버.

40 Общение с пациентами 환자응대
압쉐니에 스빠찌엔따미

Повседневные процедуры 일상처치
빠프쎄드네브늬에 쁘라쩨두르이

стационарное отделение 입원병동
스따찌아나르노에 앗젤레니에

Пациент Здравствуйте. Я бы хотел лично проконсультироваться с врачом.
환자 안녕하세요. 의사 선생님과 면담을 하고 싶습니다.
즈드라스뜨부이쩨. 야 븨 하젤 리니처 쁘라깐술찌로바쨔 스브라춈.

Медсестра Доктор совершает обход пациентов утром с 7 до 9 часов.
간호사 선생님 회진은 오전 7~9시 사이입니다.
독또르 싸베르샤엣 아브홋 빠찌엔또프 우뜨럼 스씨미 다제빗찌 치솝.

Пациент Мне нужно срочно обсудить с доктором несколько вопросов.
환자 급하게 선생님과 몇 가지 의논을 하고 싶습니다.
므녜 누즈너 스로치너 압쑤지찌 스독또롬 녜슬꼴꺼 바쁘로소프.

Медсестра Хорошо. Тогда я позвоню доктору.
간호사 좋아요. 그럼 전화 연결을 시켜 드리죠.
하라쇼. 따그다 야 빠즈바뉴 독또루.

(пациент прогуливающийся по коридору)
(복도를 배회하는 환자 발견)

Медсестра Извините, куда вы идете?
간호사 저기요. 어디 가세요?
이즈비니쩨, 꾸다 븨 이좃쩨?

Пациент Э, просто, немного …
환자 어, 그냥, 좀 …
에, 쁘로스떠, 니므노거 …

Медсестра Вернитесь пожалуйста в палату.
간호사 병실로 돌아가 주세요.
베르니쩨시 빠좔스따 브빨라뚜.

Пациент Хотелось немного прогуляться, нельзя?
환자 산책을 하고 싶은데, 안될까요?
하쩰로시 니므노거 쁘라굴랴짜, 닐쨔?

Медсестра В больнице позволяется выходить на улицу только после разрешения врача.
간호사 병원 밖 출입은 의사 선생님의 허락이 있어야만 가능합니다.
브발니쩨 빠즈발랴엣쨔 브이하지찌 나울리쭈 똘꺼 뽀슬레 라즈리쉐니야 브라챠.

Пациент Понятно.
환자 알겠습니다.
빠냐뜨너.

41 Выдача разрешения на выход 외출증 발급
브이다챠 라즈리쉐니야 나브이훗

Пациент Здравствуйте, я бы хотел выйти из больницы.
환자 안녕하세요. 오늘 외출을 좀 하고 싶습니다.
즈드라스뜨부이쩨, 야 븨 하쩰 븨이찌 이즈발니쯔이.

Медсестра Сколько вы думаете пробыть вне больницы?
간호사 얼마 동안 외출 하실 생각인가요?
스꼴꺼 븨 두마이쩨 쁘라브이찌 브녜 발니쯔이?

Пациент 1-2 часов будет достаточно. Друг пришел навестить, хотел пообедать вне клиники.
환자 한두 시간이면 됩니다. 친구가 면회를 왔는데, 밖에서 식사를 하고 싶어서요.
아뜨아드나보 다드바 치솝 부짓 다스따또치너. 드룩 쁘리숄 나베스찌찌, 하쩰 빠아베다찌 브녜 끌리니끼.

Медсестра Тогда сначала заполните пожалуйста это заявление.
간호사 그럼 우선 여기 신청서를 작성해 주세요.
따그다 스나찰라 자뽈니쩨 빠잘스따 에떠 자이블레니에.

Пациент Да, понял.
환자 네, 알겠습니다.
다, 뽀냘.

(После заполнения заявления) (신청서 작성 후)

Медсестра Да, всё заполнено правильно. Теперь поднимитесь на 5 этаж, после того как доктор распишется, принесите документ обратно. (Некоторое время спустя, пациент приносит заявление с подписью)

간호사 네, 작성은 잘 하셨군요. 그럼 5층으로 가지고 가서 담당 선생님의 서명을 받아 다시 가지고 오세요.

다, 프쏘 자뽈네너 쁘라빌너. 찌뻬리 빠드니미쩨시 나삐야뜨이 에따쉬, 뽀슬레 따보 깍 독또르 라스삐쉿쨔, 쁘리네시쩨 다꾸멘뜨 아브라뜨너. (녜까또로에 브레먀 스뿌스쨔, 빠찌엔트 쁘리노싯 자이블레니에 스뽀드삐시유)

Пациент Вот оно. Доктор с удовольствием подписывает разрешения.

환자 여기 있습니다. 선생님께서 기꺼이 허락을 해 주시던데요.

봇 아노. 독또르 수다볼스뜨비엠 빠드삐씌바옛 라즈리쉐니야.

Медсестра Так, вот получите пожалуйста разрешение на выход. Время пребывания вне клиники с 12 до 2 часов дня. Следите пожалуйста за временем.

간호사 자, 여기 외출증 받으세요. 외출 시간은 12시에서 오후 2시까지 입니다. 시간을 지켜주세요.

딱, 봇 빨루치쩨 빠잘스따 라즈리쉐니에 나브이홋. 브레먀 쁘레븨바니야 브녜 끌리니끼 스 드베나짯찌 다드부흐 치솝 드냐. 슬레지쩨 빠잘스따 자브레메넴.

Пациент Да, спасибо. Если немного задержусь, то как быть?

환자 네, 감사합니다. 그런데 혹시 조금 늦어지면 어떻게 하나요?

다, 스빠시버. 예슬리 니므노거 자제르쥬시, 또 깍 브이찌?

Медсестра Если придется немного задержаться, то сообщите об этом заранее. Приятного обеда с другом!

간호사 혹시 조금 늦어지게 되면 전화 연락을 미리 주세요. 친구 분과 즐거운 점심 하세요.

예슬리 쁘리죳쨔 니므노거 자제르잣쨔, 또 싸압쉬쩨 아브에똠 자라녜에. 쁘리야뜨노보 아베다 즈드루곰!

Пациент Да, спасибо за помощь.

환자 네, 도와주셔서 감사합니다.

다, 스빠시버 자뽀모쉬.

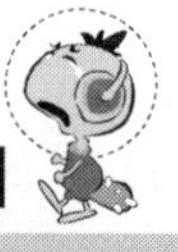

새로운 표현

Послеобеденное время (вторая половина дня) 오후

42 Вопросы посетителя о палате/больнице 1 내원객 병실문의1
바쁘로싀 빠시찌쩰랴 아빨라쩨/발니쩨

Визитёр Я ищу Владимира Павловича, в какой он палате?
내원객 블라지미르 파블로비치씨를 찾아왔는데요, 병실은 어딘가요?
야 이슈 블라지미라 빠블로비챠, 브까꼬이 온 빨라쩨?

Медсестра Минуточку, сейчас проверю.
간호사 잠깐만요. 확인해 드릴께요.
미누또시꾸, 시챠스 쁘라베류.

Медсестра 702 палата. Идите прямо по коридору, потом поверните направо.
간호사 702호입니다. 복도를 따라 가시다가 오른쪽으로 가시면 됩니다.
씸솟 드베 빨라따. 이지쩨 쁘랴마 빠까리도루, 빠똠 빠베르니쩨 나쁘라바.

Визитёр Сколько времени можно находиться в палате?
내원객 그런데 면회시간은 어떻게 됩니까?
스꼴꺼 브레메니 모지너 나하짓쨔 브빨라쩨?

Медсестра В будние дни до 3 часов дня, по выходным до 5 вечера.
간호사 주중에는 오후 3시까지고, 주말에는 오후 5시까지 입니다.
브부드니에 드니 다뜨료흐 치솝 드냐, 빠브이하드느임 다삐찌 베체라.

Визитёр Вот как. Есть ли поблизости место, где можно купить напитки и что-либо другое?
내원객 그렇군요. 그런데 근처에 음료수라도 살만한 곳이 있나요?
봇 깍. 예스찌 리 빠블리조스찌 메스떠, 그제 모지너 꾸삐찌 나삐뜨끼 이 쉬또-리버 드루고에?

Медсестра На 1-м этаже есть магазин. Цветы приносить запрещено.
간호사 1층에 가시면 편의점이 있습니다. 꽃은 반입이 금지되어 있습니다.
나 뻬르봄 에따줴 예스찌 마가진. 쯔베띄 쁘리나시찌 자쁘레쉐노.

Визитёр Понятно. Спасибо.
내원객 알겠습니다. 감사합니다.
빠냐뜨너. 스빠시버.

Вопросы посетителя о палате2 내원객 병실문의2
바쁘로스 빠시찌쩰랴 아빨라쩨

Визитёр Здравствуйте. Где находится палата Владимира Павловича?
내원객 안녕하세요. 블라지미르 파블로비치씨 병실은 어딘가요?
즈드라스뜨부이쩨. 그제 나호짓쨔 빨라따 블라지미라 빠블로비차?

Медсестра Как его фамилия?
간호사 성이 어떻게 되나요?
깍 이보 파밀리야?

Визитёр Андреев.
내원객 안드레예프 입니다.
안드레예프.

Медсестра Подождите минуточку. Здесь нет такого имени.
간호사 잠시만요. 여기는 그런 이름이 없습니다.
빠다즈지쩨 미누또치꾸. 즈제시 녯 따꼬버 이메니.

Визитёр Владимир Павлович Андреев. Несколько дней назад ему оперировали аппендицит...
내원객 블라지미르 파블로비치 안드레예프예요. 며칠 전 맹장염 수술을 했는데 …
블라지미르 빠블로비치 안드레예프. 녜슬꼴꺼 드녜이 나잣 이무 아뻬리로발리 아뻰지찟…

Медсестра Извините. Здесь такого имени нет.
간호사 미안합니다. 여기 그런 이름은 없습니다.
이즈비니쩨. 즈제시 따꼬버 이메니 녯.

Медсестра Попробуйте обратиться во 2-ой хирургический корпус. Это 1-й корпус.
간호사 옆에 있는 일반외과 제2병동으로 가보세요. 여기는 제1병동 입니다.
빠쁘로부이쩨 아브라찌쨔 바프따로이 히루르기체스끼 꼬르뿌스. 에떠 뻬르븨 꼬르뿌스.

Визитёр Понятно.
내원객 알겠습니다.
빠냐뜨너.

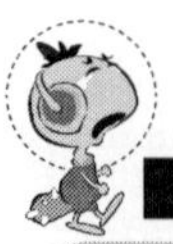

새로운 표현

аппендицит 맹장염

43 Утреннее приветствие1 아침인사1
우뜨렌녜에 쁘리베쯔뜨비에1

Медсестра Доброе утро, хорошо спали?
간호사 안녕히 주무셨나요?
도브레 우뜨러, 하라쇼 스빨리?

Пациент Да, хорошо.
환자 네, 잘 잤습니다.
다, 하라쇼.

Медсестра Сон быстро исцеляет.
간호사 숙면이 병을 빨리 치유합니다.
쏜 빅스뜨러 이스쩰랴엣.

Утреннее приветствие2 아침인사2
우뜨렌녜에 쁘리베쯔뜨비에 2

Медсестра Доброе утро, хорошо спали?
간호사 안녕히 주무셨나요?
도브레 우뜨러, 하라쇼 스빨리?

Пациент Не выспался.
환자 잠을 설쳤어요.
니 브이스빨샤.

Медсестра В чем была проблема?
간호사 무엇이 문제였나요?
브촘 브일라 쁘라블레마?

Пациент Из-за шума не мог спать.
환자 시끄러워서 잠을 못 잤어요.
이자 슈마 니 목 스빠찌.

Утреннее приветствие3 아침인사3
우뜨렌녜에 쁘리베쯔뜨비에3

Медсестра Доброе утро, хорошо спали?
간호사 안녕히 주무셨나요?
도브레 우뜨러, 하라쇼 스빨리?

Пациент Из-за болей глаз не мог сомкнуть.
환자 통증 때문에 한숨도 못 잤어요.
이자 볼레이 글라스 니 목 삼크누찌.

Медсестра Вот как. Тяжело было.
간호사 그랬군요. 힘들었겠어요.
봇 깍. 찌즐로 브일러.

Медсестра Может быть дать вам седативный препарат?
간호사 안정제를 좀 드릴까요?
모쥇 브이찌 다찌 밤 쎄다찌브늬 쁘리빠랏?

Пациент Да, наверно оно понадобится, чтобы снова заснуть.
환자 네, 다시 잠을 자려면 좀 필요할 것 같아요.
다, 나베르너 아노 빠나더비쨔, 쉬또븨 스노바 자스누찌.

Медсестра Подождите минуточку, я вам принесу.
간호사 잠시 기다리세요. 제가 가져다 드릴께요.
빠다즈지쩨 미누또치꾸, 야 밤 쁘리니수.

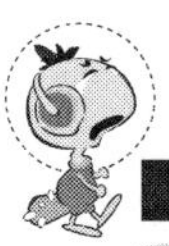

새로운 표현

сомкнуть, закрыть глаза 눈을 붙이다

44 Проверка общего состояния1 일반상태 점검 1
쁘라베르까 옵쉐보 싸스따야니야1

Медсестра Как вы сегодня себя чувствуете?
간호사 오늘은 어떠세요?
깍 븨 씨보드냐 씨뱌 춥스뜨부이쩨?

Пациент Да ничего.
환자 그저 그래요.
다 니체보.

Медсестра Лучше чем вчера?
간호사 어제보다 좀 괜찮으세요?
루쉐 쳄 프체라?

Пациент Да, немного получше.
환자 네, 조금 더 좋아요.
다, 니므노거 빨루쉐.

Медсестра Выглядите гораздо лучше.
간호사 많이 좋아 보여요.
븨글랴지쩨 가라즈더 루쉐.

Пациент Спасибо.
환자 고마워요.
스빠시버.

Проверка общего состояния 2 일반상태 점검 2
쁘라베르까 옵쉐버 싸스따야니야 2

Медсестра Вы сегодня выглядите не очень. Что то случилось?
간호사 오늘은 별로 좋아 보이지 않는군요. 무슨 일 있어요?
븨 씨보드냐 븨글랴지쩨 니 오친. 쉬또 떠 슬루칠러시?

Пациент Состояние плохое.
환자 몸이 안 좋아요.
싸스따야니에 쁠라호에.

Медсестра	Что именно?
간호사	어떻게 안 좋은가요?
	쉬또 이멘너?
Пациент	Сил нет и аппетита.
환자	힘이 없고 식욕이 없어요.
	씰 녯 이 아뻬찌따.
Медсестра	Для этого нужно хорошо питаться.
간호사	그럴수록 잘 먹어야 합니다.
	들랴 에또버 누즈너 하라쇼 삐따쨔.
Пациент	Совсем нет аппетита и желания кушать.
환자	도통 먹고 싶은 마음이 없어요.
	싸프셈 녯 아뻬찌따 이 젤라니야 꾸샤찌.
Медсестра	Может капельно ввести вам питательный раствор?
간호사	영양제 링거를 좀 놓아 드릴까요?
	모쥇 까뻴너 베스찌 밤 삐따쩰느이 라스뜨보르?
Пациент	Да, буду благодарен, спасибо.
환자	그래 주시겠어요. 고마워요.
	다, 부두 블라가다렌, 스빠시버.

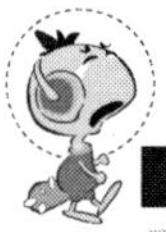

새로운 표현

питательный препарат 영양제 링거

Проверка общего состояния 3 일반상태 점검 3
쁘라베르까 옵쉐버 싸스따야니야3

Медсестра	Сегодня выглядите хорошо.
간호사	오늘은 좋아 보이는군요.
	씨보드냐 븨글랴지쩨 하라쇼.

Пациент Да, хорошо.
환자 네, 좋아요.
다, 하라쇼.

Медсестра Что-нибудь вас беспокоит?
간호사 어디 불편한 데는 없나요?
쉬또-니붓지 바스 베스빠꼬잇?

Пациент Нет.
환자 네, 없습니다.
녯.

Медсестра Сегодня хорошо позавтракали?
간호사 오늘은 아침 식사를 잘 하셨어요?
씨보드냐 하라쇼 빠자프뜨라깔리?

Пациент Да, вкусно и хорошо поел.
환자 네, 맛있게 잘 먹었습니다.
다, 프꾸스너 이 하라쇼 빠옐.

Медсестра Вы приняли утренние лекарства?
간호사 오전 약은 드셨나요?
븨 쁘리닐리 우뜨렌니에 리까르스트바?

Пациент Да, я выпил лекарства.
환자 네, 약도 먹었어요.
다, 야 브이삘 리까르스트바.

Медсестра Голова не кружится?
간호사 머리 어지러운 것은 좀 어때요?
갈라바 니 끄루짓쨔?

Пациент Сегодня нормально.
환자 오늘은 괜찮습니다.
씨보드냐 나르말너.

45 Уход за больным и лечение 간호와 처치
우홋 자발느임 이 리체니에

Основные показатели 1 활력징후 1
아스나브느이에 빠까자쩰리 1

Медсестра Проверим ваше состояние, симптомы.
간호사 활력징후를 체크해 볼까요.
쁘라베림 바쉐 싸스따야니에, 심쁘또므이.

Пациент Да, какие результаты?
환자 네, 어떤가요?
다, 까끼에 레줄따띄?

Медсестра 122/82 Отличное.
간호사 122/82로 정상입니다.
스또드밧짜찌드바 이 보심지샷드바 아뜰리치노에.

Медсестра Температура тела тоже в норме.
간호사 체온도 정상이에요.
찜뻬라뚜라 젤라 또줴 브노르메.

Медсестра Пульс тоже в порядке.
간호사 맥박도 정상입니다.
뿔스 또줴 브빠랴뜨께.

Медсестра Дыхание в норме, очень хорошо.
간호사 호흡도 정상입니다. 아주 좋습니다.
드이하니에 브노르메, 오친 하라쇼.

Основные показатели 2 활력징후 2
아스나브느이에 빠까자쩰리2

Медсестра Проверим ваши основные показатели здоровья.
간호사 활력징후를 체크해 볼까요.
쁘라베림 바쉬 아스나브느이에 빠까자쩰리 즈다로비야.

Пациент Да.
환자 네.
다.

Медсестра Давление крови немного повышенное 145/90.
간호사 혈압이 좀 높습니다. 145/90 이네요.
다블레니에 끄로비 니므노거 빠브이쉔노에 스또소록삐얏찌 이 지비노스떠.

Медсестра Температура тела повышена, 38 градусов.
간호사 미열이 있습니다. 38도네요.
찜뻬라뚜라 쩰라 빠브이쉐나, 뜨리짯찌 보심 그라두소프.

Медсестра Дыхание учащенное, а пульс слабый.
간호사 호흡도 빠르고 맥박도 좀 약합니다.
드이하니에 우차숀노에, 아 뿔스 슬라븨.

Взятие крови 채혈
브자찌에 끄로비

Медсестра Возьму кровь на анализ.
간호사 혈액 검사를 하겠습니다.
바지무 끄로비 나아날리스.

Пациент Из какой руки будете брать кровь?
환자 어느 쪽 팔에서 피를 뽑을 건가요?
이스 까꼬이 루끼 부지쩨 브라찌 끄로피?

Медсестра Можно с любой стороны. Сейчас наложу жгут на руку.
간호사 아무 쪽이나 괜찮아요. 팔에 압박대를 감겠습니다.
모즤너 스류보이 스따란늬. 시챠스 날라쥬 즈긋 나루꾸.

Пациент Сделайте, пожалуйста, не больно.
환자 아프지 않게 해주세요.
즈젤라이쩨, 빠좔스따, 니 볼너.

Медсестра Будет немного резать.
간호사 조금 따가울 거예요
부짓 니므노거 레자찌.

Медсестра Сожмите кулак, а после того как введу иглу, расправьте ладонь.
간호사 주먹을 쥐세요. 그리고 주사 바늘이 들어가면 펴세요.
사지미쪠 꿀락, 아 뽀슬레 따보 깍 비두 이글루, 라스쁘라비쪠 라돈.

Пациент Это всё?
환자 다 됐나요?
에떠 프쇼?

Медсестра Да, зажмите здесь. Не растирайте.
간호사 네, 여기를 누르세요. 문지르지는 마세요.
다, 자즤미쪠 즈제시. 니 라스찌라이쪠.

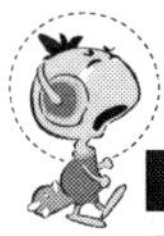

새로운 표현

жгут 지혈대, 압박대

Применения лекарства 투약
쁘리메네니야 리까르스트바

Медсестра Время принятия лекарства.
간호사 약 드실 시간입니다.
브레먀 쁘리냐찌야 리까르스트바.

Пациент Спасибо.
환자 고맙습니다.
스빠시버.

Медсестра Когда принимаете лекарство, запивайте большим количеством воды.
간호사 약을 드실 때 물을 많이 드세요.
까그다 쁘리니마이쪠 리까르스트버, 자삐바이쪠 발쉼 깔리체스뜨봄 바듸.

Медсестра утреннее лекарство.
간호사 아침 약입니다.
우뜨렌녜예 리까르스트버.

Медсестра Примите лекарство спустя 30 минут после приема пищи.
간호사 식후 30분이 지나고 드세요.
쁘리미쩨 리까르스트버 스뿌스쨔 뜨릿짜찌 미늇 뽀슬레 쁘리요마 삐쉬.

Пациент Можно прилечь после принятия лекарства?
환자 약 복용 후에 누워 있어도 되죠?
모즈너 쁘릴레치 뽀슬레 쁘리냐찌야 리까르스트바?

Медсестра После того как приняли лекарство нужно встать посидеть около 30 минут.
간호사 약을 드신 후에는 침대에서 일어나 30분 정도 앉아 계세요.
뽀슬레 따보 깍 쁘리닐리 리까르스트버 누즈너 프스따찌 빠시제찌 오꼴러 뜨릿짜찌 미늇.

Пациент Понятно.
환자 알겠습니다.
빠냐뜨너.

46 Принятие и экскреция 섭취와 배설
쁘리냐찌에 이 엑스끄레찌야

Медсестра Здравствуйте. Пожалуйста записывайте количество потребляемой и выделяемой жидкости и пищи.
간호사 안녕하세요. 여기 섭취와 배설에 대해 기록해 주세요.
즈드라스뜨부이쩨. 빠좔스따 자삐시바이쩨 깔리체스뜨버 빠뜨레블랴에모이 이 비젤랴에모이 즤뜨꼬스찌 이 삐쉬.

Пациент Зачем это нужно?
환자 이건 뭐 때문에 해야 하나요?
자쳄 에떠 누즤너?

Медсестра Это необходимо контролировать, чтобы не наступило обезвоживание организма.
간호사 체내 수분량이 충분한지 측정하기 위해서 입니다.
에떠 니아브하지머 깐뜨랄리로바찌, 쉬또븨 니 나스뚜삘로 아베스보즤바니에 아르가니즈마.

Пациент Понятно. А как нужно записывать?
환자 그렇군요. 어떻게 기록하면 되나요?
빠냐뜨너. 아 깍 누늬너 자삐싀바찌?

Медсестра Напишите сколько съели еды, как часто ходите в туалет.
간호사 음식을 얼마만큼 먹고, 얼마나 자주 화장실에 가는지를 기록하면 됩니다.
나삐쉬쩨 스꼴꺼 스옐리 예디, 깍 차스떠 하지쩨 브뚜알렛.

Пациент Ясно.
환자 네.
야스너.

Медсестра Вчера вечером принимали пищу или воду?
간호사 어제 밤에 물이나 음식을 섭취 하셨나요?
프체라 베체롬 쁘리니말리 삐슈 일리 보두?

Пациент Да.
환자 네.
다.

Медсестра Тогда напишите в котором часу принимали пищу и какое количество.
간호사 그럼 먹은 시간과 양을 기록해 주시면 됩니다.
따그다 나삐쉬쩨 브까또롬 차수 쁘리니말리 삐슈 이 까꼬에 깔리체스뜨버.

Экскреция, выделение 배설
엑스끄레찌야, 빅젤레니에

Медсестра Мочеиспускание происходит без затруднений?
간호사 소변은 힘들지 않게 보셨나요?
모체이스뿌스까니에 쁘라이스호짓 베스 자뜨루드네니이?

Пациент Да, немного трудновато.
환자 아뇨, 좀 힘들었어요.
다, 니므노거 뜨루드나바따.

Медсестра Фиксируйте время и количество выделяемой мочи каждый раз когда ходите в туалет.
간호사 화장실 가는 시간과 소변량을 기록해 주세요.
픽시루이쩨 브레먀 이 깔리체스뜨버 빅젤랴에모이 모치 까즈드이 라스 까그다 호짓쩨 브뚜알렛.

Пациент Как отмерить количество мочи?
환자 소변량은 어떻게 기록하나요?
깍 아뜨메리찌 깔리체스뜨버 모치?

Медсестра Используйте мерный стаканчик.
간호사 측량 컵을 사용하세요.
이스뽈주이쩨 메르느이 스따깐칙.

47 Инструкция по применению лекарственного препарата 약물복용 지시
인스뜨룩찌야 빠쁘리메네니유 리까르스트벤노보 쁘레빠라따

Способ применения лекарства 약복용법
스뽀숍 쁘리메네니야 리까르스트바

Медсестра Возьмите рецепт и получите лекарство.
간호사 처방전을 가지고 약을 받아가세요.
바지미쩨 리쩹뜨 이 빨루치쩨 리까르스트버.

Пациент Как нужно употреблять лекарство?
환자 약은 어떻게 복용하면 되나요?
깍 누즈너 우빠뜨레블랴찌 리까르스트버?

Медсестра Пейте лекарство перед приемом пищи.
간호사 식전에 이 약을 복용하세요.
뻬이쩨 리까르스트버 뻬렛 쁘리요몸 삐쉬.

Медсестра Пейте лекарство спустя 30 минут после еды.
간호사 식후 30분에 이 약을 복용하세요.
뻬이쩨 리까르스트버 스뿌스쨔 뜨리짯찌 미눗 뽀슬레 예디.

Медсестра Примите лекарство во время еды.
간호사 식사와 함께 이 약을 복용하세요.
쁘리미쩨 리까르스트버 바브레먀 에디.

Медсестра Натощак не принимайте это лекарство.
간호사 공복에는 이 약을 드시지 마세요.
나따샥 니 쁘리니마이쩨 에떠 리까르스트버.

Медсестра Принимайте лекарство утром и вечером.
간호사 아침과 저녁에 복용하세요.
쁘리니마이쩨 리까르스트버 우뜨롬 이 베체롬.

Медсестра Принимайте лекарство перед сном.
간호사 잠자기 전에 복용하세요.
쁘리니마이쩨 리까르스트버 뻬렛 스놈.

Медсестра Принимайте лекарство три раза в день.
간호사 하루에 3번 복용하세요.
쁘리니마이쩨 리까르스트버 뜨리 라자 브젠.

Медсестра Принимайте лекарство каждые 8 часов.
간호사 8시간마다 복용하세요.
쁘리니마이쩨 리까르스트버 까즈딕에 보심 치솝.

Медсестра Не принимайте лекарство с молочными продуктами.
간호사 유제품과 함께 복용하지 마세요.
니 쁘리니마이쩨 리까르스트버 스말로츠늬미 쁘라둑따미.

Медсестра Не принимайте лекарство вместе с зеленым чаем.
간호사 녹차와 함께 복용하지 마세요.
니 쁘리니마이쩨 리까르스트버 브메스쩨 스질룐님 차옘.

Медсестра Храните лекарство в местах недоступных для детей.
간호사 약은 아이들의 손길이 닿지 않는 곳에 보관하세요.
흐라니쩨 리까르스트버 브메스따흐 니다스뚜쁘늬흐 들랴 지쩨이.

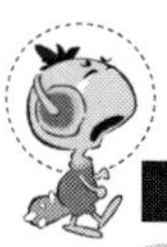

새로운 표현

тощак (натощак) 공복에, 식전에

Нормализующий препарат 안정제
나르말리주유쉬 쁘리빠랏

Медсестра Я дам вам препарат который нормализует состояние.
간호사 안정제를 드릴게요.
야 담 밤 쁘리빠랏 까또릐 나르말리주옛 싸스따야니에.

Пациент Когда его можно принимать?
환자 언제 복용하면 되나요?
까그다 이보 모즈너 쁘리니마찌?

Медсестра Принимайте его при бессоннице.
간호사 잠이 오지 않을 때만 복용하세요.
쁘리니마이쩨 이보 쁘리 베스쏘니쩨.

Медсестра При употреблении лекарства, запейте достаточным количеством воды.
간호사 복용하실 때 물을 충분히 드세요.
쁘리 우빠뜨레블레니이 리까르스트바, 자뻬이쩨 다스따또츠님 깔리체스뜨봄 바듸.

Подготовка к операции 수술 전 관리
빠드가또프까 끄아뻬라찌이

48 Получение согласия на операцию 수술 동의서 얻기
빨루체니에 싸글라시야 나아뻬라찌유

Медсестра Это документ о согласии на операцию. Прочитайте пожалуйста и подпишите .
간호사 이것은 수술 동의서입니다. 읽어보시고 서명해 주세요.
에떠 다꾸멘뜨 아싸글라시이 나아뻬라찌유. 쁘라치따이쩨 빠좔스따 이 빠드삐쉬쩨.

Пациент Страшновато, как мне поступить?
환자 겁이 나는군요. 어떻게 하면 되죠?
스트라쉬노바떠, 깍 므녜 빠스뚜삐찌?

Медсестра Не волнуйтесь, это стандартная процедура. Прочитайте с семьей и поставьте пожалуйста подпись.
간호사 일반적인 절차이니 걱정 마세요. 가족 또는 본인이 읽어보고 서명하면 됩니다.
니 발누이쩨시, 에떠 스딴다르뜨나야 쁘라쩨두라. 쁘라치따이쩨 스시미예이 이 빠스따비쩨 빠좔스따 뽀드삐시.

Пациент Хорошо, а как быть если нет семьи?
환자 그렇군요. 가족이 없으면 어떻게 하나요?
하라쇼, 아 깍 브이찌 예슬리 녯 시미?

Медсестра В таком случае вместо семьи может подписать ближайший родственник или опекун.
간호사 그런 경우에는 가장 가까운 친척이 대신 보호자가 될 수 있습니다.
브따꼼 슬루치이 브메스떠 시미 모쥇 빠드삐사찌 블리좌이쉬이 로드스벤닉 일리 아삐꾼.

Пациент А если я сам подпишу?
환자 본인이 서명해도 괜찮나요?
아 예슬리 야 삼 빠드삐슈?

Медсестра В случае если нет родственников, то пациент сам вправе поставить подпись.
간호사 가족이 없는 경우에는 본인이 서명을 하셔도 괜찮습니다.
브슬루치이 예슬리 녯 로드스벤니꼬프, 또 빠찌엔뜨 삼 브쁘라베 빠스따비찌 뽀드삐시.

Пациент Понятно. Позже прочитаю и поставлю подпись.
환자 알겠습니다. 나중에 읽어보고 서명하도록 하지요.
빠냐뜨너. 뽀줴 쁘라치따유 이 빠스따블류 뽀드삐시.

Медсестра Хорошо. После того как распишитесь, сообщите мне пожалуйста.
간호사 좋습니다. 서명하시면 저에게 연락 주십시오.
하라쇼. 뽀슬레 따보 깍 라스삐쉬쩨시, 사압쉬쩨 므녜 빠좔스따.

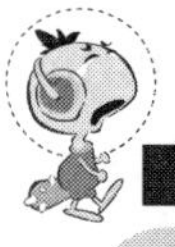

새로운 표현

бессонница 불면증

49 Плановая операция 수술일정
빨라노바야 아뻬라찌야

Медсестра Завтра в 14:00 назначена операция.
간호사 내일 오후 2시에 수술 일정이 잡혔습니다.
자프뜨라 브치띄리낫짜찌 나즈나체나 아뻬라찌야.

Пациент Что мне нужно подготовить?
환자 저는 뭘 준비해야 합니까?
쉬또 므녜 누즈너 빠드가또비찌?

Медсестра Сегодня после 9 вечера воздержитесь от принятия пищи.
간호사 오늘 저녁 9시 이후에는 금식하셔야 합니다.
씨보드냐 뽀슬레 제빗찌 베체라 바즈제르지쩨시 아뜨쁘리냐찌야 삐쉬.

Пациент А воду можно пить?
환자 물은 마셔도 괜찮나요?
아 보두 모즈너 삐찌?

Медсестра Нельзя. После 9 вечера нельзя ничего употреблять. Даже воду.
간호사 안됩니다. 9시 이후에는 아무것도 마시지 마세요. 물도 안됩니다.
닐쨔. 뽀슬레 제빗찌 베체라 닐쟈 니체보 우빠뜨레블랴찌. 다쥐 보두.

Медсестра Завтра до утра можно выпить воду. Но ни в коем случае нельзя пить сок или молоко.
간호사 내일 아침까지 물은 마셔도 됩니다. 하지만 주스나 우유는 절대 마시지 마세요.
자프뜨라 다우뜨라 모즈너 븨삐찌 보두. 노 니 브꼬옘 슬루치 닐쟈 삐찌 쏙 일리 말라꼬.

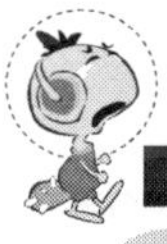

새로운 표현

воздержаться от чего-либо 절제하다, 자제하다

50 Принятие пищи после операции 수술 후 식사
쁘리냐찌에 삐쉬 뽀슬레 아뻬라찌이

Пациент Можно есть после операции?
환자 수술 이후에는 먹을 수 있나요?
모즈너 예스찌 뽀슬레 아뻬라찌이?

Медсестра При операции на слепой кишке, нельзя есть до тех пор, пока не выйдут газы.
간호사 맹장수술은 수술 후 방귀가 나올 때까지는 금식을 하셔야 합니다.
쁘리 아뻬라찌이 나슬레뽀이 끼쉬께, 닐쟈 예스찌 다쩨흐뽀르, 빠까 니 븨이둣 가즤.

Пациент Значит и воду тоже нельзя пить?
환자 그럼 물도 마시지 못합니까?
즈나칫 이 보두 또쥐 닐쟈 삐찌?

Медсестра Лучше не пить, парентерально вводится питательный раствор.
간호사 가능하면 마시지 않는 것이 좋습니다. 대신에 영양제 링거를 놓아 드릴 겁니다.
루쉐 니 삐찌, 빠렌떼랄너 브보짓쨔 삐따쩰느이 라스뜨보르.

Пациент Когда можно будет поесть?
환자 음식은 언제부터 먹을 수 있나요?
까그다 모즤너 부젯 빠예스찌?

Медсестра После того как выйдут газы, вначале нужно есть кашицу, чтобы не перегружать кишечник.
간호사 방귀가 나온 후에, 처음에는 장기에 무리를 주지 않는 죽을 드셔야 합니다.
뽀슬레 따보 깍 븨이듯 가즤, 브나찰레 누즤너 예스찌 까쉬쭈 쉬또븨 니 뻬레그루좌찌 끼쉐치닉.

Пациент Т.е. вы говорите, что не смогу есть обычную пищу?
환자 밥은 못 먹는다는 말씀인가요?
또 예스찌 븨 가바리쩨, 쉬또 니 스마구 예스찌 아븨츠누유 삐슈?

Медсестра Рисовую кашу нужно есть 1-2 дня, после чего можно принимать обычную пищу.
간호사 죽을 드시다가 하루 이틀 지나면 밥을 드실 수 있습니다.
리소부유 까슈 누즤너 예스찌 앗뜨 아드나보 다드바 드냐, 뽀슬레 체보 모즤너 쁘리니마찌 아븨츠누유 삐슈.

Пациент Понятно.
환자 알겠습니다.
빠냐뜨너.

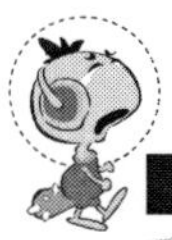

새로운 표현

каша рисовая 죽
выйдут газы 가스가 나오다

51 Обследование, подготовка к лечению 검사 및 시술 준비 절차
압슬레더바니에, 빠드가또프까 끄리췌니유

Пациент В какое время будет проводиться обследование завтра?
환자 내일 검사가 언제인가요?
브까꼬에 브레먀 부젯 쁘라바짓쨔 압슬레더바니에 자프뜨라?

Медсестра Завтра до обеда. Я вам позвоню заранее из смотровой.
간호사 내일 오전에 있습니다. 검사실에서 사전 연락을 할 겁니다.
자프뜨라 다아베다. 야 밤 빠즈바뉴 자라녜에 이스 스마뜨라보이.

Цель обследования 1 검사목적 1
쩰 압슬레더바니야

Медсестра Завтра в 11 до полудня назначено УЗИ органов брюшной полости.
간호사 오전 11시에 복부 초음파 검사가 있습니다.
자프뜨라 브아지나짯찌 다빨루드냐 나즈나첸너 우지 오르간노프 브류쉬노이 뽈로스찌.

Пациент Для чего нужно это обследование?
환자 이 검사는 무엇을 위한 검사입니까?
들랴 체보 누즈너 에떠 압슬레더바니에?

Медсестра Это обследование нужно чтобы выяснить состояние внутренних органов таких как почки, печень.
간호사 그것은 간이나 콩팥 같은 내장의 건강상태를 알아보는 검사입니다.
에떠 압슬레더바니에 누즈너 쉬또븨 븨이스니찌 싸스따야니에 브누뜨렌니흐 오르간노프 따끼흐 깍 뽀치끼, 뻬첸.

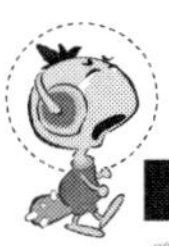

새로운 표현

брюшная полость 복강, 복부	полдень 정오
до полудня 오전	после полудня 오후

Цель обследования 2 검사목적 2
젤 압슬레더바니야

Медсестра Завтра в 2 часа дня Вам назначено обследование на минеральную плотность костей.

간호사 오후 2시에 골 밀도 검사가 있습니다.

자프뜨라 브드바 치사 드냐 밤 나즈나첸너 압슬레더바니에 나미네랄누유 쁠로뜨노스찌 가스쩨이.

Пациент Для чего проводится это обследование?

환자 그것은 무슨 검사인가요?

들랴 체보 쁘라보짓쨔 에떠 압슬레더바니에?

Медсестра Обследование позвонит измерить плотность костей, крепкие или с признаками остеопороза.

간호사 그것은 뼈의 밀도를 측정하여 뼈가 단단하지, 아니면 골다공증 증세가 있는지 알아보는 검사입니다.

압슬레더바니에 빠즈바닛 이즈메리찌 쁠로뜨노스찌 가스쩨이, 끄레쁘끼에 일리 스쁘리즈나까미 아스쩨아뽀로자.

Пациент Как осуществляется диагностика?

환자 검사는 어떻게 하나요?

깍 아쑤쉐스뜨블랴엣쨔 지아그노스찌까?

Медсестра Снимаются все металлические предметы, затем одевается больничная пижама и проводится сканирование плотности костей.

간호사 몸에 금속을 모두 제거한 뒤, 가운을 입고 골 밀도 촬영을 합니다.

스니마윳쨔 프쎄 메딸리체스끼에 쁘레드메띄, 자쩸 아제바엣쨔 발니치나야 삐자마 이 쁘라보짓쨔 스까니로바니에 쁠로뜨노스찌 까스쩨이.

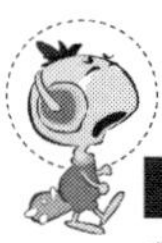

새로운 표현

Минеральная плотность костей 골 밀도
остеопороз 골다공증

52 Переход в кабинет диагностики 검사실 이동
빼레홋 브까비넷 지아그노스찌끼

Медсестра Теперь перейдем в смотровую. Оставьте драгоценные вещи в безопасном месте и следуйте за мной.

간호사 이제 검사실로 이동하겠습니다. 귀중품은 안전한 곳에 보관하시고 저를 따라 오세요.

찌빼리 빼레이좀 브스마뜨라부유. 아스따비졔 드라가쩬늬에 베쉬 브베자빠스놈 메스졔 이 슬레두이졔 자므노이.

Пациент Я ничего не могу взять с собой?

환자 아무것도 가지고 갈 수 없나요?

야 니체보 니 마구 브쟈찌 싸보이?

Медсестра Да, одежду тоже нужно снять и переодеться в халат. Ключ от шкафа можете дать мне.

간호사 네, 옷도 가운으로 갈아 입으셔야 합니다. 그리고 보관함 열쇠는 저에게 맡기시면 됩니다.

다, 아제즈두 또줴 누즈너 스냐찌 이 빼레아제쨔 브할랏. 끌류치 아뜨쉬까파 모쥐졔 다찌 므녜.

Пациент Да, всё готов.

환자 네, 준비 되었습니다.

다, 프쇼 가또프.

Медсестра Медсестра проведет вас в комнату обследования. Передвигаться будем на коляске.

간호사 간호조무사가 검사실로 모시고 갈 겁니다. 휠체어로 이동할 겁니다.

메드시스뜨라 쁘라비죳 바스 브꼼나뚜 압슬레더바니야. 빼레드비가쨔 부짐 나깔랴스께.

Пациент Сколько времени займет обследование?

환자 검사시간은 얼마나 걸립니까?

스꼴꺼 브레메니 자이못 압슬레더바니에?

Медсестра Ориентировочно до 40 минут.

간호사 약 40분 정도 소요됩니다.

아리엔찌로보치너 도사라까 미늣.

Пациент Процедура обследования сложная?

환자 검사과정은 복잡한가요?

쁘라쩨두라 압슬레더바니야 슬로즈나야?

Медсестра Всё объяснят в смотровой.
간호사 검사실에서 모두 설명해 줄 겁니다.
프쇼 압이스냐 브스마뜨라보이.

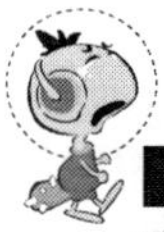

새로운 표현

камера хранения 물품 보관함
коляска (инвалидное кресло) 휠체어

53 Подготовка к операции 수술준비
빠드가또프까 끄아뻬라찌이

Бритье 면도
쁘리찌요

Медсестра Область операции должна быть чистой, поэтому вас побреют.
간호사 수술부위를 깨끗이 하기 위해 면도를 하겠습니다.
오블라스찌 아뻬라찌이 달즈나 브이찌 치스또이, 빠에떠무 바스 빠브레윳.

Пациент Что мне делать?
환자 저는 어떻게 하면 되나요?
쉬또 므녜 젤라찌?

Медсестра Просто сидите неподвижно.
간호사 그대로 가만히 계시면 됩니다.
쁘로스떠 시지쩨 니빠드비즈노.

Операционная 수술실
아뻬라찌온나야

Медсестра Уже скоро начнется операция.
간호사 이제 곧 수술을 할 겁니다.
우줴 스꼬러 나치놋쨔 아뻬라찌야.

Пациент Немного волнительно.
환자 좀 긴장되는군요.
니므노거 발니쩰너.

Медсестра Не беспокойтесь. Всё будет хорошо. Немного позже, перейдем в операционную.
간호사 걱정 마세요. 다 잘 될 거에요. 잠시 후 수술실로 이송할 겁니다.
니 베스빠꼬이쩨시. 프쇼 부젯 하라쇼. 니므노거 뽀줴, 뻬레이죰 브아뻬라찌온누유.

Пациент Да, я готов.
환자 네, 준비됐습니다.
다, 야 가또프.

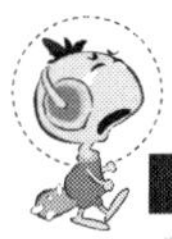

새로운 표현

Спустя некоторое время 조금 지나서
Ожидать, откладывать (о времени)기다리다, 보류하다

Наркоз 1 마취 1
나르꼬스

Медсестра Проведут общий наркоз.
간호사 전신 마취를 할 겁니다.
쁘라베둣 옵쉬 나르꼬스.

Медсестра Внутренно введу иглу.
간호사 이제 주사를 놓습니다.
브누뜨렌노 브비두 이글루.

Медсестра Раз, два, три посчитайте.
간호사 하나, 둘, 셋을 세어보세요.
라스, 드바, 뜨리 빠쉬따이쩨.

Анестезия 2 마취 2
아네스쪠지야 2

Медсестра Проведем местную анестезию.
간호사 국부마취를 할 겁니다.
쁘라비좀 메스누유 아네스쪠지유.

Медсестра Иглу введут в позвоночник.
간호사 척추에 주사를 놓을 거예요.
이글루 브비둣 브빠즈바노치닉.

Медсестра Лягте на бок и приведите согнутые в коленях ноги к груди.
간호사 옆으로 웅크리고 누워주세요.
랴쩨 나복 이 쁘리베지쩨 쏘그누띄에 브깔레냐흐 노기 끄그루지.

Медсестра Расслабьтесь. Когда игла войдет, немного будет больно.
간호사 긴장을 푸세요. 주사 바늘이 들어갈 때 약간 따끔 할 거예요.
라스슬라비쩨시. 까그다 이글라 바이죳, 니므노거 부젯 볼너.

Медсестра После введения лекарства, станет легче и вы перестанете чувствовать, ноги станут тяжелыми.
간호사 약이 투여되면 곧 나른해지고 무감각해지면서 다리가 무거울 거예요.
뽀슬레 브베제니야 리까르스트바, 스따닛 레흐체 이 븨 뻬레스따니쪠 춥스뜨보바찌, 노기 스따눗 찌졸리미.

Медсестра И вы перестанете чувствовать боль.
간호사 그리고 통증을 느끼지 못하게 될 겁니다.
이 븨 뻬레스따니쩨 춥스뜨보바찌 볼.

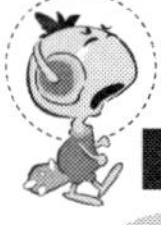

새로운 표현

местная анестезия 국부마취

54 Общение с пациентом перед операцией
수술 전 환자와 대화
압쉐니에 스빠찌엔똠 뻬렛 아뻬라찌예이

Пациент Очень страшно. Сколько будет длиться операция?
환자 매우 겁이 납니다. 수술은 얼마나 걸릴까요?
오친 스뜨라쉬너. 스꼴꺼 부젯 들리쨔 아뻬라찌야?

Медсестра Не переживайте. Это простая операция. Закончится через 30 минут.
간호사 걱정 마세요. 간단한 수술입니다. 30분 정도면 끝날 거예요.
니 뻬레쥐바이쩨. 에떠 쁘라스따야 아뻬라찌야. 자꼰치쨔 체레스 뜨리쨧찌 미늣.

Пациент Будет не слишком больно?
환자 많이 아프지 않을까요?
부젯 니 슬리쉬꼼 볼너?

Медсестра Так как будет общий наркоз, то вы не почувствуете боль.
간호사 전신 마취를 하기 때문에 통증을 느끼지 못 할 거예요.
딱 깍 부젯 옵쉬 나르꼬스, 또 븨 니 빠춥스부이쩨 볼.

Пациент После операции не будет шрамов?
환자 수술 후 흉터가 남지 않을 까요?
뽀슬레 아뻬라찌이 니 부젯 쉬라모프?

Медсестра Останется шрам примерно 2-3 см.
간호사 2~3 센티 정도 생길 거예요.
아스따닛쨔 쉬람 쁘리메르너 드바 이 뜨리 센티미터라.

Пациент Такой большой?
환자 그렇게 많이 생기나요?
따꼬이 발쇼이?

Медсестра Не переживайте. Со временем станет незаметным.
간호사 너무 걱정 마세요. 시간이 지나면 점점 희미해 질 거예요.
니 뻬레쥐바이쩨. 싸브레메넴 스따닛 니자메뜨늼.

Пациент Всё равно страшно.
환자 그래도 겁이 나는군요.
프쇼 라브노 스뜨라쉬너.

Медсестра Держитесь. Я буду с вами до окончания операции.
간호사 힘내세요. 제가 수술 끝날 때까지 함께 있어 드릴게요.
제르쥐쩨시. 야 부두 스바미 다아깐차니야 아뻬라찌이.

Пациент Спасибо. Не много осмелел.
환자 고맙습니다. 용기가 나는군요.
스빠시버. 니 므노거 아스멜렐.

새로운 표현

шрам 흉터

55 После операционные меры 수술 후 조리
뽀슬레 아뻬라찌온늬에 메리

Результаты и разъяснения после операции
수술 후 경과 설명
레줄따띄 이 라즈이스네니야 뽀슬레 아뻬라찌이

Медсестра Операция завершена успешно. Перемещаемся в палату восстановления. Швы снимут на следующей неделе.
간호사 수술은 성공적으로 끝났습니다. 회복실로 이동하고 있습니다. 실밥은 다음 주에 뺄 거예요.
아뻬라찌야 자베르쉐나 우스뻬쉬너. 뻬레메샤엠샤 브빨라뚜 바스따나블레니야. 싀븨 스니뭇 나 슬레두유쉐이 니젤례.

Семья пациента К счастью. Когда пройдет действие наркоза?
가족 다행이네요. 마취는 언제 깰까요?
크샤스찌유. 까그다 쁘라이죳 제이스트비에 바르꼬자?

Медсестра Через несколько часов. Не волнуйтесь и ждите.
간호사 몇 시간 걸릴 거예요. 걱정 말고 기다리세요.
체레스 녜슬꼴꺼 치숍. 니 발누이쩨시 이 즈지쩨.

(После возвращения в обычную палату) (병실로 돌아온 후)

Медсестра Наркоз еще не прошел, состояние бессознательное, но скоро он пройдет.
간호사 아직 마취 중이라 의식이 없으세요. 하지만 곧 깨어날 겁니다.
나르꼬스 이쑈 니 쁘라숄, 싸스따야니에 베스싸즈나쩰노에, 노 스꼬러 온 쁘라이죳.

Семья пациента Спасибо.
가족 고맙습니다.
스빠시버.

Медсестра Вы меня слышите?
간호사 제 말이 들리세요?
븨 미냐 슬리쉬쩨?

Медсестра Если вы меня слышите, то пошевелите пальцем?
간호사 제 말이 들리시면 손가락을 움직여 보시겠어요?
예슬리 븨 미냐 슬리쉬쩨, 또 빠쉐벨리쩨 빨쩸?

Медсестра Да, хорошо. Наркоз потихоньку проходит.
간호사 네, 좋습니다. 마취가 서서히 깨는 것 같습니다.
다, 하라쇼. 나르꼬스 빠찌혼꾸 쁘라호짓.

Семья пациента Ни каких отклонений нет?
가족 이상은 없는 거죠?
니 까끼흐 아뜨끌라네니 녯?

Медсестра Сознание вернется через некоторое время.
간호사 네, 마취에서 깰 때 시간이 조금 걸립니다.
싸즈나니에 베르뇨쨔 체레스 니까또로에 브레먀.

Медсестра А в этот раз пошевелите пальцем ноги?
간호사 이번에는 발가락을 한번 움직여 보시겠어요?
아 브에똣 라스 빠쉐벨리쩨 빨쩸 노기?

Медсестра Наркоз понемногу проходит. Вы можете находиться рядом с пациентом и наблюдать за состоянием.
간호사 마취가 서서히 깨는 것 같습니다. 한동안 옆에서 안정을 취하도록 지켜 봐 주세요.
나르꼬스 빠니므노구 쁘라호짓. 븨 모쥐쩨 나호짓쨔 랴돔 스빠찌엔똠 이 나블류다찌 자싸스따야니옘.

56 Переодевание верхней части одежды пациента
환자복 상의 갈아입기
빼레아제바니에 베르흐녜이 차스찌 아제즈드 빠찌엔따

Пациент Вы не поможете мне одеть халат?
환자 환자복 갈아입는 것 좀 도와 주시겠어요?
빅 니 빠모쥐쩨 므녜 아제찌 할랏?

Медсестра Да, конечно. Сначала я помогу вам снять одежду.
간호사 물론이죠. 우선 벗는 것부터 도와 드릴게요.
다, 까네쉬너. 스나찰라 야 빠마구 밤 스냐찌 아제즈두.

Медсестра Повернитесь на правую сторону.
간호사 오른쪽으로 돌아 누우세요.
빠베르니쩨시 나 쁘라부유 스또로누.

Пациент Да, хорошо.
환자 네, 알겠습니다.
다, 하라쇼.

Медсестра Так теперь медленно вытащите руку из рукава. Теперь повернитесь на противоположную сторону.
간호사 자, 이제 천천히 팔을 소매에서 빼겠습니다. 이제 반대편으로 돌아 누우세요.
딱 찌뻬리 메들렌너 븨따쉬쩨 루꾸 이스루까바. 찌뻬리 빠베르니쩨시 나쁘라찌바빨로즈누유 스또로누.

Пациент Секундочку. Медленно повернусь.
환자 잠시만요. 좀 천천히 할게요.
쎄꾼도치꾸. 메들렌너 빠베르누시.

Медсестра Да, хорошо, теперь медленно вытяните руку из рукава. Хорошо справились.
간호사 네, 그러세요. 자 이제 천천히 팔을 소매에서 빼겠습니다. 잘 하셨어요.
다, 하라쇼, 찌뻬리 메들렌너 브이찌니쩨 루꾸 이스루까바. 하라쇼 스쁘라빌리시.

Пациент Ох, тяжело.
환자 휴~ 힘드네요.
오흐, 찌즐로.

Медсестра Теперь, лягте на спину.
간호사 이제 바로 누워 보시겠어요.
찌뻬리, 략쩨 나스삐누.

Медсестра Теперь в обратном порядке, котором мы раздевались, мы оденем новую пижаму.
간호사 벗은 순서 반대로 다시 입어 보도록 하겠습니다.
찌뻬리 브아브라뜨놈 빠랴뜨께, 까또롬 믜 라즈제발리시, 믜 아제넴 노부유 삐자무.

Медсестра Вот, теперь всё.
간호사 자~ 이제 다 됐습니다.
봇, 찌뻬리 프쇼.

Пациент После того как переоденешься, становится хорошо, опрятно.
환자 옷을 갈아입으니 상쾌하고 좋군요.
뽀슬레 따보 깍 뻬레아제니쉬샤, 스따노비쨔 하라쇼, 아쁘랴뜨너.

Медсестра Да, вы действительно выглядите свежее.
간호사 네, 환자분도 밝아 보이고 좋습니다.
다, 븨 제이스뜨비쩰너 븨글랴지쩨 스베줴예.

Пациент Спасибо. В следующий раз тоже попрошу помочь мне.
환자 감사 합니다. 다음에도 부탁 드릴께요.
스빠시버. 브슬레두유쉬 라스 또줴 빠쁘라슈 빠모치 므녜.

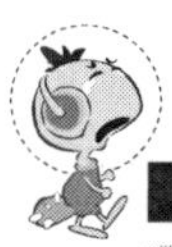

새로운 표현

рукав 소매

57 Переодевание нижней части одежды пациента
환자복 하의 갈아입기
빼레아제바니에 니즤녜이 차스찌 아제즈듸 빠찌엔따

Медсестра Лягте ровно и приподнимите пожалуйста таз.
간호사 바로 누워서 엉덩이를 좀 들어 주세요.
략쩨 로브너 이 쁘리빠드니미쩨 빠잘스따 따스.

Пациент Не просто.
환자 쉽지가 않군요.
니 쁘로스떠.

Медсестра У вас хорошо получается. Приподнимитесь еще не много пожалуйста.
간호사 잘하고 있어요. 조금만 더 엉덩이를 들어 주세요.
우 바스 하라쇼 빨루차엣쨔. 쁘리빠드니미쩨시 이쑈 니 므노거 빠잘스따.

Пациент Так?
환자 이렇게요?
딱?

Медсестра Теперь снимем штаны.
간호사 이제 바지를 벗기겠습니다.
찌뻬리 스니몸 쉬따늬.

Медсестра Так теперь оденем штаны. Начнем одевать штаны с левой ноги.
간호사 자, 이제 바지를 입어 보겠습니다. 왼쪽다리부터 바지에 넣을게요.
딱 찌뻬리 아제넴 쉬따늬. 나치놈 아제바찌 쉬따늬 슬 레보이 노기.

Медсестра Хорошо. Просуньте теперь другую ногу.
간호사 잘 했어요. 이번엔 반대쪽 다리를 넣겠습니다.
하라쇼. 쁘라수니쩨 찌뻬리 드루구유 노구.

Медсестра Теперь приподнимите таз. Поднимем штаны до поясницы.
간호사 이제 엉덩이를 들어주세요. 바지를 허리까지 올리겠습니다.
찌뻬리 쁘리빠드니미쩨 따스. 빠드니몸 쉬따늬 다빠이스니찌.

Пациент Благодаря вам легко переоделся. Спасибо.
환자 휴~ 덕분에 옷을 편하게 갈아 입었습니다. 감사합니다.
블라가다랴 밤 레흐꼬 뻬레아젤샤. 스빠시버.

Медсестра В следующий раз также помогу вам.
간호사 다음에도 또 도와 드릴게요.
브슬레두유쉬 라스 딱줴 빠마구 밤.

58 Усаживание пациента на кровати перед столом во время принятия пищи 식사시간 환자 침상에 앉히기

우싸쥐바니에 빠찌엔따 나끄라바찌 뻬렛 스딸롬 바브레먀 쁘리냐찌야 삐쉬

Пациент Хочу немного сесть ровнее.
환자 좀 앉고 싶은데요.
하추 니므노거 쎄스찌 라브녜에.

Медсестра Я помогу вам. Нажму кнопку поднятия спинки кровати. Чтобы не трясло держитесь за поручни по сторонам кровати.
간호사 제가 도와 드릴게요. 침대 세우기 버튼을 누르겠습니다. 흔들리지 않도록 양 옆의 난간을 잡으세요.
야 빠마구 밤. 나쥐무 크노쁘꾸 빠드냐찌야 스삔끼 끄라바찌. 쉬또븨 니 뜨리슬로 제르쥐쪠시 자뽀루치니 빠스따라남 끄라바찌.

Пациент Хорошо, я готов.
환자 네 준비 됐습니다.
하라쇼, 야 가또프.

Медсестра Так теперь установлю стол.
간호사 자, 이제 간이 테이블을 세워 드릴게요.
딱 찌삐리 우스따노블류 스똘.

Пациент Спасибо.
환자 감사 합니다.
스빠시버.

Медсестра Теперь можно есть.
간호사 이제 식사를 하시면 됩니다.
찌삐리 모즤너 예스찌.

59 Очередное складывание прикроватного стола
다시 침상에 눕히기
아체레드노에 스클라듸바니에 쁘리끄라바뜨노버 스딸라

Медсестра Нажимаю кнопку, чтобы опустить спинку кровати. Держитесь за поручни с обеих сторон.

간호사 침대 눕히기 버튼을 누르겠습니다. 양 옆의 난간을 잡으세요.
나쥐마유 크노쁘꾸, 쉬또븨 아뿌스찌찌 스삔꾸 끄라바찌. 제르쥐쩨시 자빠루치니 스아베이흐 스따론.

Пациент Нужно сейчас ложиться? Нельзя посидеть?

환자 지금 누워야 하나요? 좀 앉은 채로 있으면 안 될까요?
누즈너 시챠스 라쥐쨔? 닐쟈 빠시제찌?

Медсестра Пока еще не безопасно находиться в положении сидя.

간호사 아직 앉아 있기에는 좀 더 안정이 필요합니다.
빠까 이쑈 니 베즈아빠스너 나호짓쨔 브빨라줴니이 시쟈.

Пациент Из-за долгого лежания болит поясница.

환자 오래 누워 있으니 허리가 아파서요.
이자 돌고버 리좌니야 발릿 빠이스니짜.

Медсестра Тогда я положу подушку у ног, а вы положите на неё ноги. Спине станет гораздо комфортнее.

간호사 그럼 제가 다리 쪽에 쿠션을 놓아 드릴 테니, 다리를 거기에 올리고 누워 보세요. 허리가 많이 편해 질 거예요.
따그다 야 빨라쥬 빠두쉬꾸 우놕, 아 븨 빨라쥐쩨 나니요 노기. 스삐녜 스따닛 가라즈더 깜포르뜨녜에.

Пациент Да, сделайте пожалуйста так.

환자 그렇군요, 그렇게 해 주세요.
다, 즈젤라이쩨 빠좔스따 딱.

60 Справка о питании/диете 식사/식이요법 안내
스쁘라프까 아삐따니이/지에쩨

Медсестра Как самочувствие?
간호사 좀 어떠세요?
깍 사마춥스뜨비에?

Пациент Нет сил, вялость.
환자 힘이 없고 무기력해요.
녯 씰, 뱔로스찌.

Медсестра Это из-за не полноценного питания. Ем только ели жидкий рисовый отвар.
간호사 식사를 못해서 그럴 거예요. 유동식만 드셨으니까요.
에떠 이자 니 뽈너쩬노보 삐따니야. 옘 똘꺼 옐리 쥐뜨끼 리소븨 아뜨바르.

Пациент Сколько еще придется, есть жидкие каши?
환자 유동식은 앞으로 얼마 동안 더 먹어야 하나요?
스꼴꺼 이쑈 쁘리죳쨔, 예스찌 쥐뜨끼에 까쉬?

Медсестра Через два дня дам вам густую рисовую кашу. А там посмотрим, возможно и обычную еду можно будет есть.
간호사 이틀 정도 있다가 죽을 드릴 거예요. 그러다가 상태를 봐서 식사를 드시게 될 겁니다.
체레스 드바 드냐 담 밤 구스뚜유 리소부유 까슈. 아 땀 빠스모뜨림, 바즈모즈너 이 아븨치누유 예두 모즈너 부짓 예스찌.

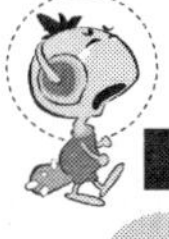

새로운 표현

жидкая каша, жидкий рисовый отвар유동식

61 Противопоказания 금기사항
쁘라찌버빠까자니야

Пациент Можно ли пить кофе?
환자 커피를 마셔도 될까요?
모즈너 리 삐찌 꼬페?

Медсестра Кофе и спиртное нельзя.
간호사 커피와 술은 안 됩니다.
꼬페 이 스삐르뜨노에 닐자.

Медсестра Если будет жажда, то пейте воду. Не пейте слишком холодную или горячую воду, подойдет слегка теплая.
간호사 갈증이 나면 물을 많이 마시세요. 물은 너무 차거나 뜨겁지 않고 미지근한 것이 좋습니다.
예슬리 부짓 좌즈다, 또 뻬이쩨 보두. 니 뻬이쩨 슬리쉬꼼 할로드누유 일리 가랴추유 보두, 빠다이죳 슬레흐까 쬬쁠라야.

Пациент Что ещё из еды запрещено?
환자 또 금지되는 음식은 뭔가요?
쉬또 이쑈 이스예듸 자쁘레쉐너?

Медсестра Хорошо воздержаться от острого и соленого.
간호사 짜고 매운 음식은 피하시는 게 좋습니다.
하라쇼 바즈제르좌쨔 아뜨오스뜨로버 이 쌀료노버.

Пациент Можно ли принимать другую пищу?
환자 외부 음식은 먹어도 되나요?
모즈너 리 쁘리니마찌 드루구유 삐슈?

Медсестра Вне клиники питаться запрещено. Можно питаться только едой поданной в больнице.
간호사 외부 음식은 안됩니다. 병원에서 제공되는 음식만 드셔야 합니다.
브녜 끌리니끼 삐따쨔 자쁘레쉐노. 모즈너 삐따쨔 똘꺼 예도이 빠단노이 브발니쩨.

62 Диетическое питание 특식
지에찌체스꼬에 삐따니에

Пациент Не вкусно.
환자 입맛이 없어요.
니 프꾸스너.

Медсестра Вам нужно питаться едой с низким содержанием соли. Пациенты, у которых высокое кровяное давление должны ограничить потребление соли.
간호사 저염 식단으로 드셔야 해요. 환자분은 고혈압이 있어서 소금 섭취를 줄여야 합니다.
밤 누즈너 삐따쨔 예도이 스니스낌 사제르좌니옘 쏠리. 빠찌엔띄, 우까또리흐 븨소꼬에 끄라뱌노에 다블레니에 달즈늬 아그라니치찌 빠뜨레블레니에 쏠리.

Пациент Достаточно только есть меньше соли? Какие ещё меры предосторожности?
환자 소금만 줄이면 되나요? 다른 유의사항은 무엇이 있나요?
다스따또치너 똘꺼 예스찌 멘쉐 쏠리? 까끼에 이쑈 메리 쁘레드아스따로즈노스찌?

Медсестра Поменьше есть жирную пищу и побольше употреблять овощи с фруктами, это понизит уровень холестерина.
간호사 기름진 음식을 덜 먹고 과일과 채소 섭취를 늘여서 콜레스테롤 수치를 떨어뜨려야 합니다.
빠멘쉐 예스찌 쥐르누유 삐슈 이 빠볼쉐 우빠뜨레블랴찌 오보쉬 스프룩따미, 에떠 빠니짓 우로벤 할리스떼리나.

Пациент Совсем нельзя потреблять пищу, содержащую жир?
환자 기름진 음식은 모두 안 되나요?
싸프셈 닐쟈 빠뜨레블랴찌 삐슈, 사제르좌슈유 쥐르?

Медсестра Да, жирная пища является фактором риска для здоровья. В особенности уменьшайте потребление животного жира и сладких блюд.
간호사 네, 기름진 음식은 환자분 건강에 위험합니다. 특히 육류의 지방과 단 음식을 줄이세요.
다, 쥐르나야 삐샤 이블랴옛쨔 팍또럼 리스까 들랴 즈다로비야. 브아소벤노스찌 우멘샤이쩨 빠뜨레블레니에 쥐보뜨노보 쥐라 이 슬라드끼흐 블륫.

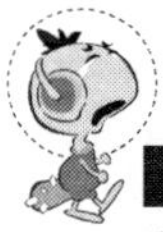

새로운 표현

еда с низким содержанием соли 저염음식
холестерин 콜레스테롤

63 Инъекция 주사
인엑찌야

Внутримышечная инъекция 근육주사
브누뜨리므이쉐치나야 인엑찌야

Медсестра Сделаю вам внутримышечную инъекцию.
간호사 근육주사를 놓겠습니다.
즈젤라유 밤 브누뜨리므이쉐치누유 인엑찌유.

Пациент Будет очень больно?
환자 많이 아픈가요?
부짓 오친 볼너?

Медсестра Возникнет ощущение жжения.
간호사 조금 따가울 거예요.
바즈니끄녯 아슈쉐니에 즈줴니야.

Пациент В руку? В ягодицу?
환자 팔에 맞나요? 엉덩이에 맞나요?
브루꾸? 브이가지쭈?

Медсестра Сделаю вам укол.(похлопывает по ягодице)
간호사 주사를 놓겠습니다. (엉덩이를 두드린다)
즈젤라유 밤 우꼴.

Пациент Всё?
환자 다 됐나요?
프쇼?

Медсестра Надавите минут на 5 в область инъекции. После этого спиртовую ватку можно выбросить в урну.
간호사 주사 맞은 부위를 5분간 누르고 계세요. 그런 다음에 알코올 탈지면을 쓰레기통에 버리면 됩니다.
나다비쩨 미눗 나삐얏찌 브오블라스찌 인엑찌이. 뽀슬레 에또버 스삐르따부유 바트꾸 모지너 븨브라시찌 브우르누.

Пациент Мышца болит, можно потереть?
환자 근육이 아픈데, 문질러도 되나요?
므이쉬짜 발릿, 모지너 빠찌레찌?

Медсестра Можно, но не сильно.
간호사 네, 하지만 세게 문지르지는 마세요.
모지너, 노 니 씰너.

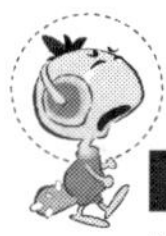

새로운 표현

внутримышечная инъекция 근육주사
спиртовая ватка 알코올 탈지면
урна 휴지통

Инъекция внутривенная 정맥주사
인엑찌야 브누뜨리벤나야

Медсестра Сделаю вам внутривенную инъекцию.
간호사 정맥주사를 놓겠습니다.
즈젤라유 밤 브누뜨리벤누유 인엑찌유.

Пациент В какую руку будете делать? Правую или левую?
환자 어느 팔에 놓을 건가요? 오른쪽 왼쪽요?
브까꾸유 루꾸 부지쩨 젤라찌? 쁘라부유 일리 레부유?

Медсестра Без разницы в какую.
간호사 아무 팔이나 상관 없습니다.
베스 라즈니찌 브까꾸유.

Медсестра Так, сожмите пожалуйста кулак. Будет немного жжение.
간호사 자, 주먹을 쥐세요. 약간 따끔할 겁니다.
딱, 사즤미쩨 빠잘스따 꿀락. 부짓 니므노거 즈줴니에.

Медсестра Вот, теперь можно разжать кулак.
간호사 자, 이제 주먹을 펴세요.
봇, 찌뻬리 모즤너 라즈좌찌 꿀락.

Медсестра Лекарство уже поступает внутрь. Расслабьтесь.
간호사 이제 약이 들어가고 있습니다. 긴장을 푸세요.
리까르스트버 우줴 빠스뚜빠엣 브누뜨리. 라슬라비쩨시.

Пациент Сколько еще нужно ждать?
환자 얼마나 더 기다려야 하나요?
스꼴꺼 이쑈 누즤너 즈다찌?

Медсестра На всю инъекцию обычно требуется до 20 минут.
간호사 주사약이 다 들어가는데 보통 20분 정도 걸립니다.
나 프슈 인엑찌유 아브이치너 뜨레부엣쨔 다드바짯찌 미눗.

Пациент Так долго?
환자 그렇게 오래 걸리나요?
딱 돌거?

Медсестра Нажмите на кнопку вызова, если возникнут боли во время инъекции либо, если лекарство не будет поступать как следует.
간호사 약이 잘 안 들어가거나, 투여 중에 통증이 있으면 벨을 눌러주세요.
나즤미쩨 나 크노쁘꾸 븨조바, 예슬리 바즈니크눗 볼리 바브레먀 인엑찌이 리버 예슬리 리까르스트버 니 부짓 빠스뚜빠찌 깍 슬레두엣.

(Прошло 20 минут) (20분이 지나고)

Медсестра Капельница закончилась. Я вытащу иглу.
간호사 이제 주사약이 다 들어갔습니다. 주삿바늘을 빼도록 하겠습니다.
까뻴니짜 자꼰칠라시. 야 븨따슈 이글루.

Медсестра Сообщите, если область инъекции опухнет или будет болеть.
간호사 부위가 붓거나 아프면 말씀해 주세요.
싸압쉬쩨 예슬리 오블라스찌 인엑찌이 아뿌흐녯 일리 부짓 발레찌.

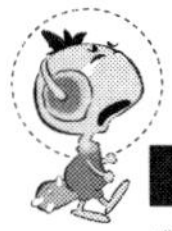

새로운 표현

инъекция внутривенная 정맥주사
сжать кулак 주먹을 쥐다
как следует 마땅하게, 그래야 하는 것처럼
вытащить иглу 주삿바늘을 뽑다

Инъекция антибиотиков 항생제주사
인엑찌야 안티비오찌꼬프

Медсестра
간호사
Введу вам инъекцию антибиотиков. Будет больновато.
항생제주사를 놓겠습니다. 많이 아플 거예요.
브비두 밤 인엑찌유 안티비오찌꼬프. 부짓 볼노바떠.

Пациент
환자
Куда вы будете делать укол?
주사는 어디에 놓을 건가요?
꾸다 븨 부지쩨 젤라찌 우꼴?

Медсестра
간호사
Обычно инъекцию антибиотиков делают в ягодицу.
항생제 주사는 보통 엉덩이에 놓습니다.
아브이치너 인엑찌유 안티비오찌꼬프 젤라윳 브이가지쮸.

Пациент
환자
Сделайте пожалуйста не больно.
아프지 않게 놓아주세요.
즈젤라이쩨 빠좔스따 니볼너.

Медсестра
간호사
(похлопывая, по ягодице, делает укол) Всё сделано.
(엉덩이를 두드리며 주사를 놓는다) 이제 다 되었습니다.
프쇼 즈젤란너.

Пациент
환자
Ай, очень больно.
아, 많이 아프군요.
아이, 오친 볼너.

Медсестра
간호사
Потрите область инъекции минут 5 и боль стихнет.
주사 맞은 부위를 5분 정도 문질러주시면 통증이 가라앉을 거예요.
빠뜨리쩨 오블라스찌 인엑찌이 미눗 삐얏찌 이 볼 스찌흐녯

Пациент Спасибо.
환자 수고하셨어요.
스빠시버.

새로운 표현

инъекция антибиотиков 항생제 투약
делать укол 주사를 놓다
боль стихнула 통증이 가라앉았다.

64 Дезинфекция 소독
제진펙찌야

Медсестра Здравствуйте. Я проведу обработку раны.
간호사 안녕하세요. 상처부위를 소독해 드리겠습니다.
즈드라스뜨부이쩨. 야 쁘라베두 아브라보뜨꾸 라늬.

Пациент Там где рана, зудит.
환자 상처 부위가 끈적끈적하고 가려웠어요.
땀 그제 라나, 주짓.

Медсестра Вы не чесали рану?
간호사 상처를 긁지는 않았나요?
븨 니 체살리 라누?

Пациент С трудом сдерживался от того, чтоб почесать.
환자 긁고 싶은 것을 겨우 참았어요.
스뜨루돔 즈제르쥐발샤 아뜨따보, 쉬똡 빠체사찌.

Медсестра И правильно сделали. Сейчас сниму повязку. Если будет больно, а скажите.
간호사 잘 했어요. 거즈를 떼어 낼게요. 아프면 말하세요.
이 쁘라빌너 즈젤랄리. 시챠스 스니무 빠뱌스꾸. 예슬리 부젯 볼너, 아 스까쥐쩨.

Пациент Ой, потихоньку снимайте.
환자 아얏! 살살 해주세요.
오이, 빠찌혼꾸 스니마이쩨.

Медсестра Слава богу рана чистая.
간호사 다행이 상처가 깨끗하네요.
슬라바 보구 라나 치스따야.

Пациент Гной виден, это нормально?
환자 고름이 보이는데 괜찮은가요?
그노이 비젠, 에떠 나르말너?

Медсестра Немного физиологических выделений-норма. Процесс заживления.
간호사 약간의 분비물은 괜찮습니다. 낫는 과정 이예요.
니므노거 피지알라기체스끼흐 브이젤레니이-노르마. 쁘라쩨스 자쥐블레니야.

Пациент Вот оно как.
환자 그렇군요.
봇 아노 깍.

Медсестра Продезинфицирую область раны. Будет жечь.
간호사 상처 부위를 소독하겠습니다. 따가울 거예요.
쁘라제진피찌루유 오블라스찌 라니. 부젯 줴치.

Пациент Сделайте пожалуйста, чтоб не было больно.
환자 아프지 않게 해주세요.
즈젤라이쩨 빠좔스따, 쉬똡 녜 브일러 볼너.

Медсестра Вот и всё. Сейчас наложим новую повязку.
간호사 자, 끝났어요. 거즈를 새로 붙여 드리겠습니다.
봇 이 프쇼. 시챠스 날라쥠 노부유 빠뱌스꾸.

Пациент Спасибо.
환자 감사합니다.
스빠시버.

Медсестра Будьте осторожны, следите пожалуйста, чтобы в рану не попала вода. Когда будете купаться, наклейте пластырь в области раны, так чтоб не попала вода.
간호사 상처 부위는 물이 들어가지 않도록 조심하셔야 합니다. 샤워 하실 때는 반창고를 발라서 상처부위에 물이 스며들지 않게 하고 하시면 됩니다.
붓쩨 아스따로즈늬, 슬레지쩨 빠좔스따, 쉬또븨 브라누 니 빠빨라 바다. 까그다 부지쩨 꾸빠쨔, 나끌레이쩨 쁠라스뜨이리 브오블라스찌 라늬, 딱 쉬똡 니 빠빨라 바다.

Медсестра Завтра я снова приду, чтобы продезинфицировать.
간호사 내일 다시 소독하러 오겠습니다.
자프뜨라 야 스노바 쁘리두, 쉬또븨 쁘라제진피찌로바찌.

Пациент Спасибо за труд.
환자 감사합니다. 수고 하셨어요.
스빠시버 자 뜨룻.

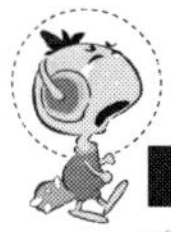

새로운 표현

продезинфицировать, провести обработку 소독하다
поврежденная область, рана 상처부위
марля, повязка거즈

Послеоперационные физические нагрузки 수술 후 운동
뽀슬레아빼라찌온늬에 피지체스끼에 나그루스끼

Медсестра Здравствуйте, как вы спали? Как ваше состояние?
간호사 안녕히 주무셨어요? 컨디션은 좀 어떤가요?
즈드라스뜨부이쩨, 깍 븨 스빨리? 깍 바쉐 싸스따야니에?

Пациент Состояние не очень хорошее. Вчера из-за болей не выспался.
환자 컨디션이 좋지 않아요. 어제 밤 통증 때문에 잠을 제대로 못 잤어요.
싸스따야니에 니 오친 하로쉐예. 프체라 이자 볼례이 니 븨스빨샤.

Медсестра А как сейчас?
간호사 지금은 어떤가요?
아 깍 시챠스?

Пациент По сравнению со вчерашней ночью гораздо лучше. Сколько еще продлятся боли?
환자 어젯밤 보다는 많이 좋아졌어요. 통증은 얼마나 더 지속 되나요?
빠스라브녜니유 싸프체라쉬녜이 노치유 가라즈더 루쉐. 스꼴꺼 이쑈 쁘라들랴짜 볼리?

Медсестра Боли будут продолжаться еще день-два.
간호사 통증은 하루 이틀 더 갈 거예요.
볼리 부둣 쁘라달좌짜 이쑈 젠-드바.

Медсестра С сегодняшнего дня выполняйте гимнастику, чтобы начали отходить газы.
간호사 오늘부터 장의 가스배출을 위해 조금씩 운동을 하면 좋습니다.
스씨보드냐쉬녜보 드냐 븨빨냐이졔 김나스찌꾸, 쉬또븨 나찰리 아뜨하지찌 가즤.

Пациент Как нужно делать упражнения?
환자 어떤 운동을 하면 되나요?
깍 누즤너 젤라찌 우쁘라즤녜니야?

Медсестра Выполняйте упражнения, медленно поворачивая тело влево и вправо, лежа на кровати.
간호사 침대에서 몸을 좌우로 천천히 움직이는 운동을 하세요.
븨빨냐이졔 우쁘라즤녜니야, 메들렌너 빠바라치바야 쪨러 블레버 이 브쁘라버, 리좌 나 끄라바찌.

Пациент А можно ходить по коридору?
환자 복도를 왔다 갔다 걸어도 되나요?
아 모즤너 하지찌 빠까리도루?

Медсестра Если вы в состоянии, то это будет очень хорошо.
간호사 하실 수 있다면 그렇게 하시는 것이 좋습니다.
예슬리 븨 브싸스따야니이, 또 에떠 부짓 오친 하라쇼.

Пациент От того, что постоянно лежу, ломит тело.
환자 누워만 있으니 좀이 쑤셔서요.
앗따보 쉬또 빠스따얀너 리쥬, 로밋 쪨러.

Медсестра Легкая ходьба значительно ускорит выздоровление.
간호사 가벼운 걷기 운동은 회복에 상당히 도움이 됩니다.
료흐까야 호지바 즈나치쪨너 우스까릿 븨즈다로블레니에.

Пациент Придется сильно постараться.
환자 열심히 해야겠습니다.
쁘리죳쨔 씰너 빠스따라쨔.

65 Рассмотрение жалоб 불만처리

라스마뜨레니에 잘롭

Ответ на вызов 1 호출 시 대응 1

아뜨벳 나 브이조프

(Зазвонил звонок) (호출 벨이 울렸다.)

Медсестра Да, в чём дело?
간호사 네, 무슨 일인가요?
다, 브춈 젤러?

Пациент Нога сильно болит.
환자 다리가 많이 아파요.
나가 씰너 발릿.

Медсестра Я взгляну.
간호사 제가 한번 볼게요.
야 브즈글리누.

Пациент Боль очень сильная. Дайте пожалуйста лекарство.
환자 통증이 너무 심해요. 조치를 좀 취해 주세요.
볼 오친 씰나야. 다이쩨 빠잘스따 리까르스트버.

Медсестра Сначала успокойтесь.
간호사 우선 진정하세요.
스나찰라 우스빠꼬이쩨시.

Медсестра Нужно вызвать лечащего врача. Он посмотрит и даст рецепт.
간호사 담당 선생님을 불러오도록 하지요. 선생님께서 살펴보시고 처방을 해 주실 거예요.
누즈너 븨즈바찌 리챠쉐보 브라챠. 온 빠스모뜨릿 이 다스트 리쩹뜨.

Ответ на вызов 2 호출 시 대응 2
아뜨벳 나브이조프

(Зазвонил звонок.) (호출 벨이 울렸다.)

Медсестра Что не так?
간호사 뭐가 잘못됐나요?
쉬또 니 딱?

Пациент Хотел бы видеть доктора.
환자 의사 선생님을 만나고 싶어요.
하젤 븨 비제찌 독또라.

Медсестра В 5 часов будет врачебный обход. Вы сможете подождать?
간호사 5시에 회진이십니다. 기다릴 수 있겠어요?
브삐야찌 치솝 부짓 브라체브늬 아브홋. 븨 스모쥐쩨 빠다즈다찌?

Пациент Тяжело терпеть. Хочу встретиться с ним сейчас. Кружится голова, и тяжело дышать.
환자 참기가 힘이 들어요. 지금 바로 뵙고 싶어요. 어지럽고 숨 쉬기가 힘들어요.
찌즐로 쩨르뻬찌. 하추 프스뜨레찌쨔 스 님 시챠스. 끄루쥣쨔 갈라바, 이 찌즐로 듸샤찌.

Медсестра Подождите немного. Немедленно вызову доктора.
간호사 그럼 조금만 기다리세요. 의사 선생님을 바로 부르도록 하지요.
빠다즈지쩨 니므노거. 니메들렌너 브이자부 독또라.

Медсестра Пожалуйста полежите пока не придет доктор.
간호사 선생님께서 오실 때까지 침대에 누워 계세요.
빠좔스따 빨레쥐쩨 빠까 니 쁘리좃 독또르.

66 Смена постельного белья 침상 시트 교체
스메나 빠스쩰노보 빌리야

(Зазвонил звонок.) (호출 벨이 울렸다.)

Медсестра Что вас беспокоит?
간호사 무슨 일인가요?
쉬또 바스 베스빠꼬잇?

Пациент Простынь промокла.
환자 침대시트가 젖었어요.
쁘라스뜨인 쁘라모끌라.

Медсестра Я поменяю вам постельное белье.
간호사 시트를 갈아 드릴게요.
야 빠미냐유 밤 빠스쩰노에 빌리요.

Медсестра Поменять вы новую пижаму тоже?
간호사 환자복도 바꿔 드릴까요?
빠미냐찌 밤 노부유 삐좌무 또줴?

Пациент Да, от того, что постель отсырела, халат тоже стал влажным. Было бы хорошо поменять.
환자 네, 시트가 젖으면서 환자복도 좀 젖었네요. 바꾸는 것이 좋겠어요.
다, 앗따보 쉬또 빠스쩰 아뜨스이렐라, 할랏 또줴 스딸 블라즈늼. 브일로 븨 하라쇼 빠미냐찌.

Медсестра Подождите пожалуйста немного. Я принесу постельное белье и халат.
간호사 잠시 기다리세요. 새 시트와 환자복을 가져다 드릴게요.
빠다즈지쩨 빠좔스따 니므노거. 야 쁘리니쑤 빠스쩰노에 빌리요 이 할랏.

67 Переход в больничную палату 병실이동
빼레홋 브발니치누유 빨라뚜

Пациент Было бы неплохо перейти в палату.
환자 병실을 옮겼으면 좋겠어요.
브일로 븨 니쁠로러 뻬레이찌 브빨라뚜.

Медсестра Вам не нравится одноместная палата?
간호사 1인실이 마음에 안 드세요?
밤 니 느라빗쨔 아드나메스나야 빨라따?

Пациент Нет. Нравится, просто очень дорого, поэтому хочу перейти в обычную палату.
환자 아니요. 마음에는 드는데, 너무 비싸서 다인실로 옮겼으면 합니다.
녯. 느라빗쨔, 쁘로스떠 오친 도러거, 빠에떠무 하추 뻬레이찌 브아븨치누유 빨라뚜.

Медсестра В палату на сколько человек, вы желали бы перейти?
간호사 몇 인실을 원하나요?
브빨라뚜 나스꼴꺼 첼라벡, 븨 젤랄리 븨 뻬레이찌?

Пациент Неплохо было бы перейти в четырехместную палату.
환자 4인실로 옮겼으면 좋겠습니다.
니쁠로허 브일로 븨 뻬레이찌 브치띄료흐메스누유 빨라뚜.

Медсестра Не хотите перейти в двухместную палату? Есть 2-х местная пустая палата, а 4-х местную палату придется подождать.
간호사 2인실은 원하지 않으세요? 2인실은 빈 병실이 있는데, 4인실은 좀 기다려야 합니다.
니 하찌쩨 뻬레이찌 브드부흐메스누유 빨라뚜? 예스찌 드부흐메스나야 뿌스따야 빨라따, 아 치뜨료흐 메스누유 빨라뚜 쁘리죳쨔 빠다즈다찌.

Пациент Тогда до освобождения четырехместной палаты, перееду в 2-х местную.
환자 그럼 4인실이 날 때까지 우선 2인실로 옮기도록 하겠습니다.
따그다 다아스바바즈제니야 치띄료흐메스노이 빨라띄, 뻬레예두 브드부흐 메스누유.

68 Ожидание палаты 병실대기
아쥐다니에 빨라띄

Пациент Здравствуйте. Я новый пациент. В моей палате очень грязный пол.

환자 안녕하세요. 새로 온 환자인데요. 제 병실의 바닥이 너무 더러워요.
즈드라스뜨부이쩨. 야 노븨 빠찌엔뜨. 브마예이 빨라쩨 오친 그랴즈늬 뽈.

Медсестра Извините. Сейчас же проведем уборку.

간호사 죄송합니다. 바로 청소 해드리겠습니다.
이즈비니쩨. 시챠스 줴 쁘라비좀 우보르꾸.

Пациент Нет, я хочу переехать в другую палату.

환자 아니요. 전 병실을 옮겼으면 합니다.
녯, 야 하추 뻬레예하찌 브드루구유 빨라뚜.

Медсестра Тогда не подождете немного? Я проверю наличие пустых палат и потом перемещу вас.

간호사 그러면 좀 기다려 주시겠습니까? 빈 병실이 있는지 확인해 보고 옮겨 드리겠습니다.
따그다 니 빠다즈지쩨 니므노거? 야 쁘라베류 날리치에 뿌스띄흐 빨랏 이 빠똠 뻬레메슈 바스.

Пациент Немедленно переведите. Палата такая грязная, что нисколько не хочу там находиться.

환자 지금 바로 옮겨주세요. 병실이 지저분해 잠시도 있기가 싫군요.
니메들렌너 뻬레베지쩨. 빨라따 따까야 그랴즈나야, 쉬또 니스꼴꺼 니 하추 땀 나호짓쨔.

Медсестра Понятно. Проверю расположение пустой палаты и как можно быстрее переведу вас.

간호사 알겠습니다. 빈 병실을 수배해 보고 최대한 빨리 옮겨 드리도록 하겠습니다.
빠냐뜨너. 쁘라베류 라스빨라줴니에 뿌스또이 빨라띄 이 깍 모즈너 븨스뜨례에 뻬레베두 바스.

Пациент Как найдете пустую палату, сразу сообщите.

환자 빈 병실 확보되면 바로 연락 주십시오.
깍 나이지쩨 뿌스뚜유 빨라뚜, 스라주 싸압쉬쩨.

69 Жалоба на питание 식사불만
짤로바 나 삐따니에

Пациент
환자
Еда очень не вкусная.
식사가 너무 맛이 없어요.
이다 오친 니 프꾸스나야.

Медсестра
간호사
Это из-за того, что еда с низким содержанием соли.
저염 식단이라 그래요.
에떠 이자 따보, 쉬또 이다 스니스낌 싸제르좌니옘 쏠리.

Пациент
환자
Когда можно будет есть нормальную еду?
언제 제대로 된 음식을 먹을 수 있나요?
까그다 모즈너 부짓 예스찌 나르말누유 이두?

Медсестра
간호사
Когда состояние улучшится, тогда можно будет есть обычную еду.
상태가 호전되면 일반 음식을 드시게 될 거예요.
까그다 싸스따야니에 울루쉿쨔, 따그다 모즈너 부짓 예스찌 아븨치누유 이두.

Пациент
환자
Сил нет от такого питания.
이걸 먹으니 통 힘이 나질 않아요.
씰 녯 앗따꼬보 삐따니야.

Медсестра
간호사
Нет. Это сбалансированное и рассчитанное по калорийности питание.
아니에요. 균형 있는 식단으로 칼로리를 고려해 준비했습니다.
녯. 에떠 즈발란씨로반노에 이 라스쉬딴노에 빠깔로리노스찌 삐따니에.

Медсестра
간호사
Ешьте всё, хотя вам не вкусно. Это поможет выздоровлению.
입에 맞지 않더라도 다 드세요. 그러면 회복에 도움이 될 겁니다.
예쉬쩨 프쇼, 하쨔 밤 니 프꾸스너. 에떠 빠모쥇 븨즈다러블레니유.

70 Процедура выписывания из больницы 퇴원절차
쁘라쩨두라 븨삐싀바니아 이즈발니쯔이

Медсестра Доктор сказал, что можно вернуться домой. Сегодня можно выписываться.
간호사 의사선생님이 집에 가셔도 좋다고 합니다. 오늘 퇴원하시면 됩니다.
독또르 스까잘, 쉬또 모즈너 베르누쨔 다모이. 씨보드냐 모즈너 븨삐싀바쨔.

Пациент Радостная новость.
환자 반가운 소식이군요.
라도스나야 노보스찌.

Медсестра Несмотря на выписывание из больницы, нужно регулярно приходить в больницу на лечение. После выписки приходите через 2 недели.
간호사 퇴원하시더라도 정기적으로 내원하셔서 치료를 받으셔야 합니다. 퇴원하시고 2주 후에 내원하시면 됩니다.
니스마뜨랴 나 븨삐싀바니에 이즈발니쯔이, 누즈너 리굴랴르노 쁘리하지찌 브발니쭈 나리체니에. 뽀슬레 븨삐스끼 쁘리하지쩨 체레스 드베 니젤리.

Пациент Понятно.
환자 알겠습니다.
빠냐뜨너.

Медсестра Я объясню вам процедуру выписывания из больницы. Пройдите на первый этаж и оплатите в регистратуре в первой кассе.
간호사 퇴원절차를 알려드릴게요. 1층에 가셔서 원무과 1번 창구에서 수납하세요.
야 압이스뉴 밤 쁘라쩨두루 븨삐싀바니야 이즈발니쯔이. 쁘라이지쩨 나뻬르븨 에따쉬 이 아쁠라찌쩨 브레기스뜨라뚜레 브뻬르보이 까쎄.

Пациент Ясно.
환자 알겠습니다.
야스너.

Медсестра Я запишу вы на амбулаторный прием.
간호사 다음 진료를 예약해 드릴게요.
야 자삐슈 바스 나 암부라또르늬 쁘리욤.

Медсестра Вам подойдет 15 – е число?
간호사 15일은 어떠세요?
밤 빠다이죳 삐뜨나짯또에 치슬로?

Пациент Да, хорошо.
환자 좋습니다.
다, 하라쇼.

Медсестра В 11 будет нормально?
간호사 시간은 11시 괜찮나요?
브아지나짯찌 부짓 나르말너?

Пациент До обеда будет скорее всего сложновато. А можно после обеда?
환자 오전에는 힘들 것 같아요. 오후에는 안될까요?
다아베다 부짓 스까례에 프쎄보 슬로즈너바떠. 아 모즈너 뽀슬레 아베다?

Медсестра Тогда в 3 часа дня подойдет?
간호사 그럼 오후 3시에는 어떠세요?
따그다 브뜨리 치사 드냐 빠다이좃?

Пациент Хорошо.
환자 좋습니다.
하라쇼.

Медсестра Записала вы на врачебный прием. После оплаты в регистратуре, пожалуйста вернитесь сюда снова.
간호사 예약되었습니다. 원무과에서 수납이 끝나면 다시 여기로 와 주세요.
자삐쌀라 바스 나브라체브늬 쁘리욤. 뽀슬레 아쁠라띄 브레기스뜨라뚜레, 빠잘스따 베르니찌시 슈다 스노바.

Пациент Нужно еще раз сюда прийти?
환자 다시 여기로 와야 하나요?
누즈너 이쑈 라스 슈다 쁘리이찌?

Медсестра Да, нужно получить лекарство. Пока вы будете оплачивать вам подготовят лекарства.
간호사 네, 약을 받아 가셔야 합니다. 수납하시는 동안 약을 준비하겠습니다.
다, 누즈너 빨루치찌 리까르스트버. 빠까 븨 부지쩨 아쁠라치바찌 밤 빠드가또뱟 리까르스트바.

Пациент Понятно.
환자 알겠습니다.
빠냐뜨너.

71 Инструкция по применению лекарств 약 복용법
인스뜨룩찌야 빠쁘리메네니유 리까르스트프

Медсестра Вот получите ваше лекарство.
간호사 여기 약 받으세요.
봇 빨루치쩨 바쉐 리까르스트버.

Пациент О, много лекарств.
환자 약이 좀 많군요.
오, 므노거 리까르스트프.

Медсестра Позвольте объяснить вам, как нужно принимать лекарства. Прежде всего это лекарство, понижающее уровень холестерина в крови.
간호사 복용법을 설명해 드리죠. 우선 이 약은 혈중 콜레스테롤 수치를 줄여주는 약입니다.
빠즈볼리쩨 압이스니찌 밤, 깍 누즈너 쁘리니마찌 리까르스트바. 쁘레즈제 프쎄보 에떠 리까르스트버, 빠니좌유쉐예 우로벤 할리스떼리나 브끄로비.

Медсестра Принимайте пожалуйста в день один раз после ужина.
간호사 하루에 한 번씩 저녁 식사 후에 드세요.
쁘리니마이쩨 빠좔스따 브젠 아진 라스 뽀슬레 우쥐나.

Медсестра Запивайте достаточным количеством воды, когда будете принимать лекарство.
간호사 약을 드실 때 물을 충분히 마셔야 합니다.
자삐바이쩨 다스따또츠느임 깔리체스뜨봄 바듸, 까그다 부지쩨 쁘리니마찌 리까르스트버.

Медсестра А это лекарство-гастропротектор для защиты слизистой желудка. Принимайте за 30 минут до еды.
간호사 그리고 이것은 위장약입니다. 식전 30분에 드시면 됩니다.
아 에떠 리까르스트버-가스트라쁘라텍또르 들랴 자쉬띄 슬리지스또이 젤루뜨까.
쁘리니마이쩨 자뜨리짯찌 미눗 다예듸.

Пациент Каждый раз нужно принимать во время еды?
환자 매 식사 때 마다 복용해야 하나요?
까즈듸 라스 누즈너 쁘리니마찌 바브레먀 예듸?

Медсестра Да, в день 3 раза до еды. Это антибиотик, после приема могут развиться побочные эффекты такие как сонливость или одышка.

간호사 네, 하루에 3번 식전에 드셔야 합니다. 그리고 이것은 항생제입니다. 졸음이 오거나 호흡이 빨라지는 부작용이 생길 수 있어요.
다, 브젠 뜨리 라자 다예디. 에떠 안찌비오찍, 뽀슬레 쁘리욤마 모긋 라즈비쨔 빠보치늬에 이펙띄 따끼에 깍 쏜리보스찌 일리 아디쉬까.

Пациент А это лекарство для чего?
환자 이것은 무슨 약인가요?
아 에떠 리까르스뜨버 들랴 체보?

Медсестра Это лекарство для нормализации кровяного давления.
간호사 그것은 혈압 조절약입니다.
에떠 리까르스뜨버 들랴 나르말리자찌이 끄라뱌노보 다블레니야.

Медсестра Принимайте лекарство, как указано на аннотации.
간호사 봉투에 쓰여진 대로 복용하시면 됩니다.
쁘리니마이쩨 리까르스뜨버, 깍 우까자너 나안나따찌이.

Пациент Понятно.
환자 알겠습니다.
빠냐뜨너.

Медсестра Вы уже собрали все вещи?
간호사 짐은 모두 잘 챙기셨나요?
븨 우줴 싸브랄리 프셰 베쉬?

Пациент Да все вещи уже готовы. Напоследок необходимо еще раз сходить и проверить, не оставили ли что-либо.

환자 네, 짐은 다 준비했습니다. 마지막으로 빠진 것이 없는지 한번 더 병실에 체크하러 가 봐야겠습니다.
다 프셰 베쉬 우줴 가또븨. 나빠슬레독 니아브하지머 이쑈 라스 스하지찌 이 쁘라베리찌, 니 아스따빌리 리 쉬또-리버.

Медсестра За вами приедут?
간호사 데리러 오는 사람이 있습니까?
자 바미 쁘리예둣?

Пациент Да, за мной приедет старший брат.
환자 네, 형님이 데리러 올 겁니다.
다, 자므노이 브리예짓 스따르쉬 브랏.

Медсестра Тогда проверьте еще раз не оставлено ли что-нибудь из вещей. Счастливо!

간호사 그럼 마지막으로 빠진 것이 없는지 체크해 보고, 안녕히 가세요.
따그다 쁘라베리쩨 이쑈 라스 니 아스따블레너 리 쉬또-니붓지 이즈비쉐이. 쉬슬리버!

Пациент Спасибо за всё.

환자 그 동안 고마웠습니다.
스빠시버 자프쇼.

새로운 표현

упустить из виду, забыть 잊어버리다

부록

:

인체기관 관련 전문용어

현직 간호사들을 위한 러시아어 가이드북

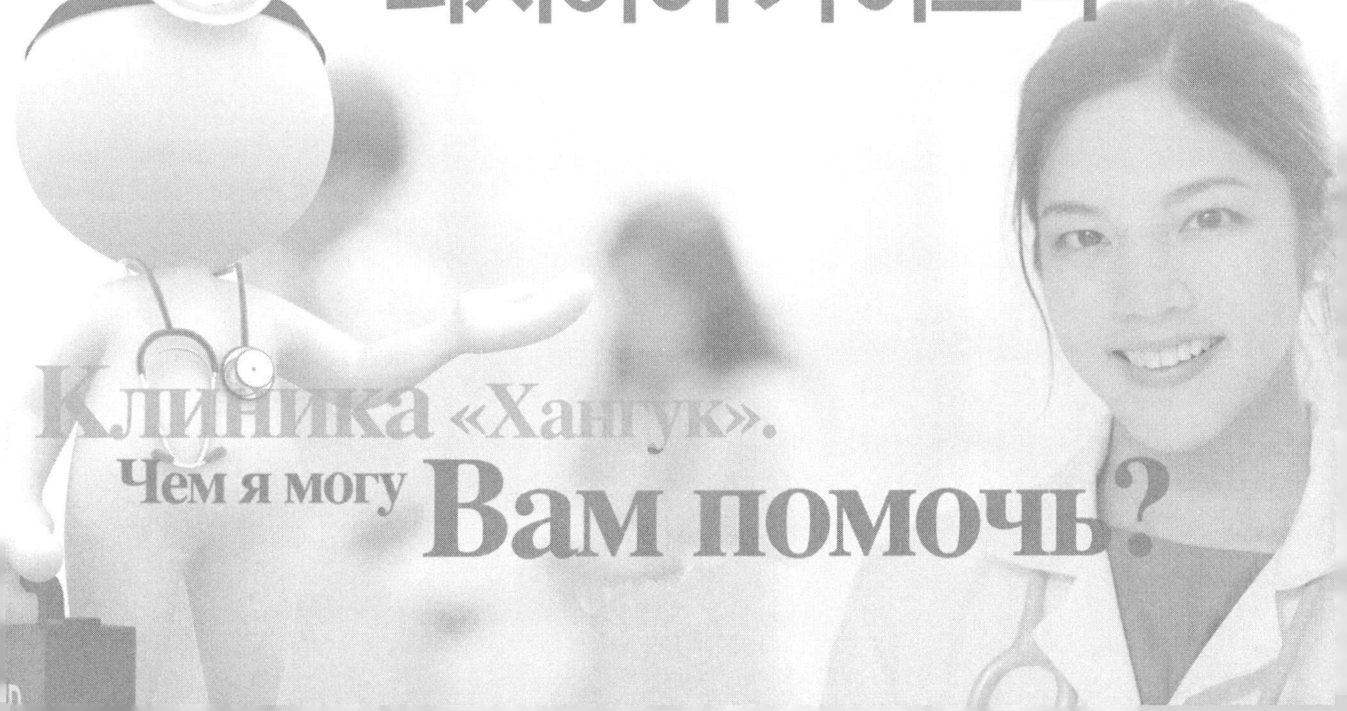

장기관련 명칭

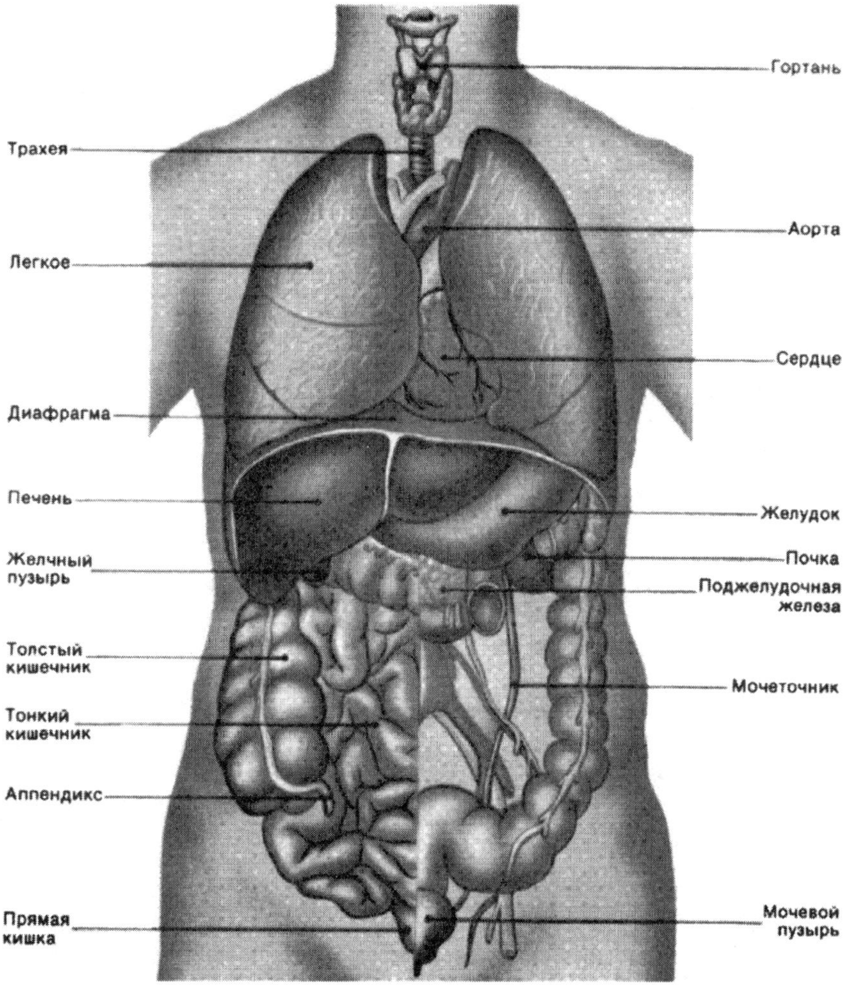

Гортань 후두
Аорта 대동맥
Легкое 폐
Печень 간
Желчный пузырь 담낭
Поджелудочная железа 이자
Тонкий кишечник 소장
Прямая кишка 직장
Мочевой пузырь 방광

Трахея 기관
Сердце 심장
Диафрагма 횡격막
Желудок 위
Почка 신장
Толстый кишечник 대장
Аппендикс 충수
Мочеточник 요관

구강관련 명칭

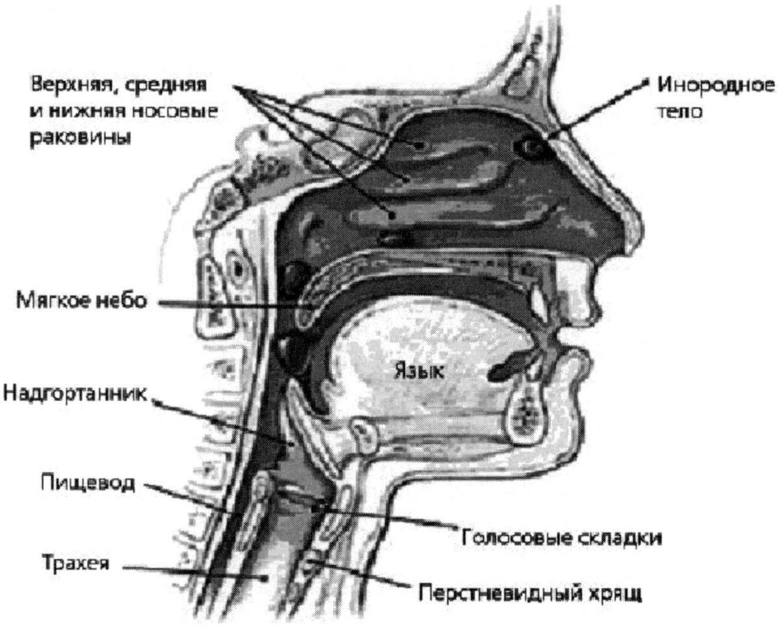

Язык 혀
Инородное тело 이물
Верхняя, средняя и нижняя носовые раковины 상, 중, 하단 코 비갑개
Мягкое небо 연구개
Надгортанник 후두개
Пищевод 식도
Трахея 기관
Голосовые складки 성대
Перстневидный хрящ 환상연골

귀 내부관련 명칭

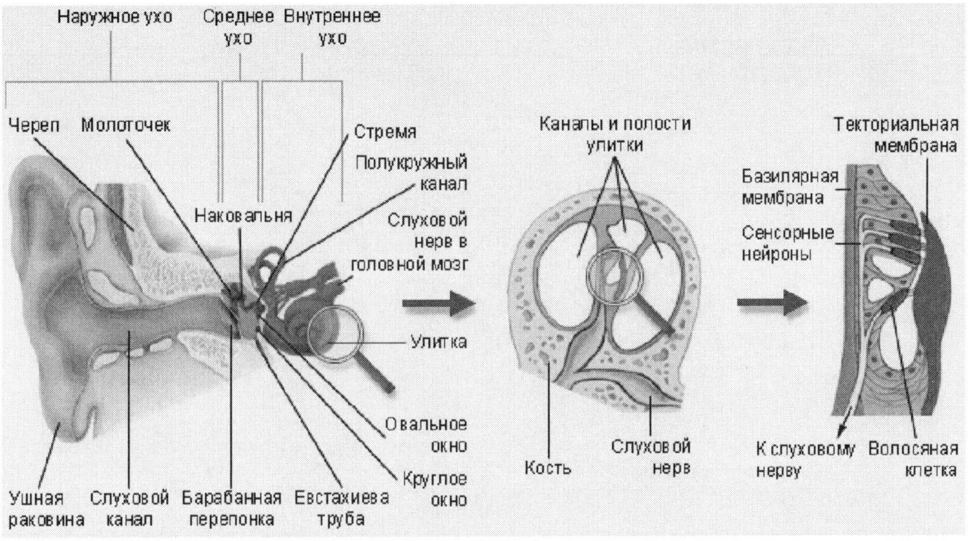

Наружное ухо 외이
Среднее ухо 중이
Внутреннее ухо 내이
Череп 두개골
Молоточек 추골
Ушная раковина 귓바퀴
Слуховой канал 외이도
Барабанная перепонка 고막
Наковальня 침골
Стремя 등골
Полукружный канал 반고리관
Слуховой нерв в головной мозг 청신경
Улитка 달팽이관
Евстахиева труба 유스타키오관

안구관련 명칭

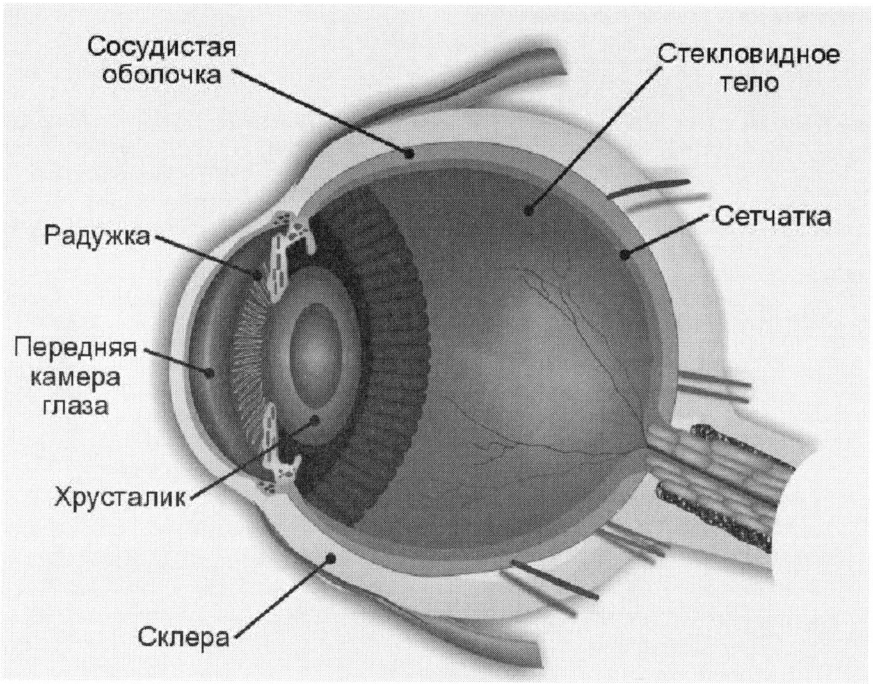

Сосудистая оболочка 맥락막
Радужка 홍채
Передняя камера глаза 전방(前房)
Хрусталик 수정체
Склера 공막
Стекловидное тело 유리체, 초자체
Сетчатка 망막

근육관련 명칭 1

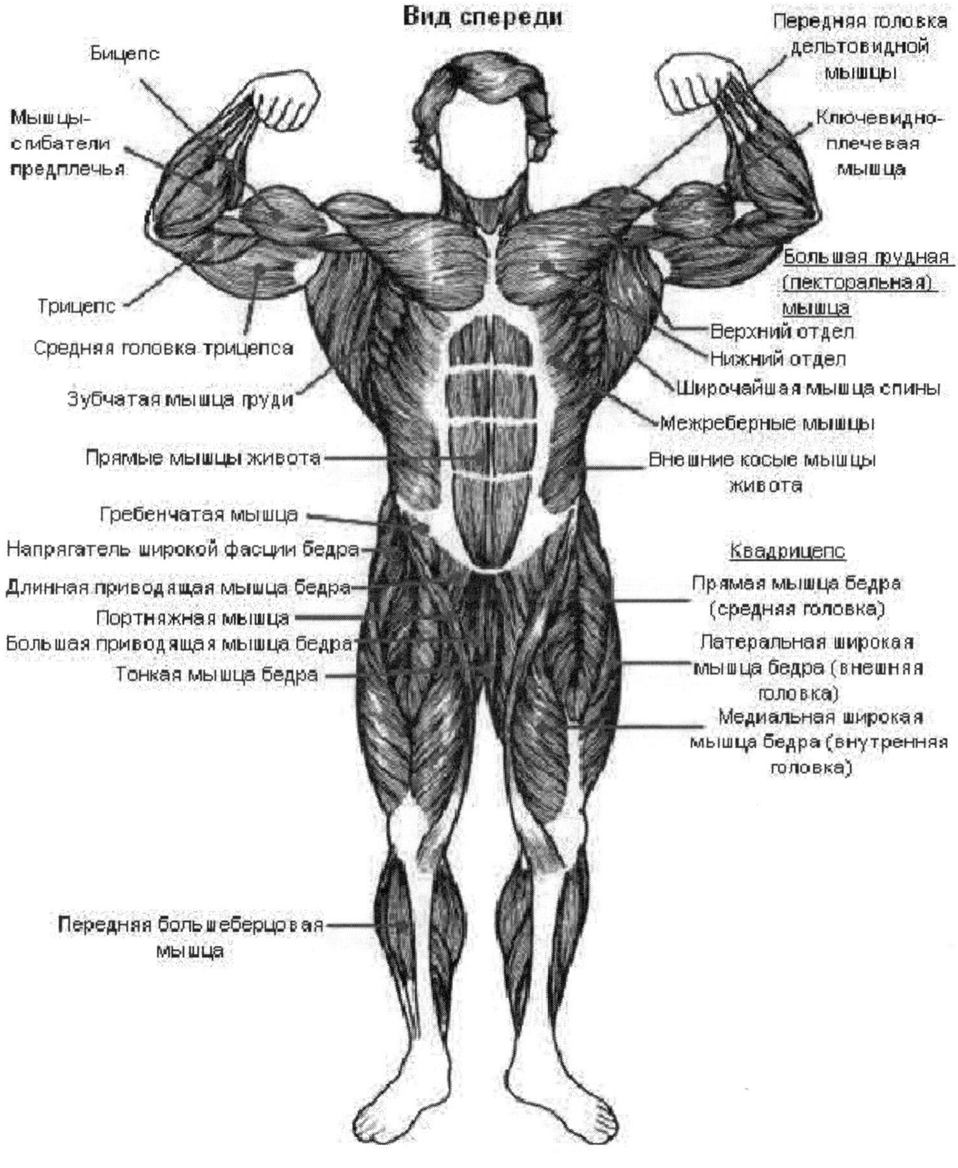

Бицепс 이두근
Мышцы-сгибатели предплечья 전완굴근
Трицепс 삼두근
Средняя головка трицепса 중앙머리
Зубчатая мышца груди 전거근

Прямые мышцы живота 복직근
Гребенчатая мышца 치골근
Напрягатель широкой фасции бедра 대퇴근막장근
Длинная приводящая мышца бедра 장내전근
Портняжная мышца 봉공근
Большая приводящая мышца бедра 대내전근
Тонкая мышца бедра 박근
Передняя большеберцовая мышца 전경골근
Передняя головка дельтовидной мышцы 전면 삼각근
Ключевидно-плечевая мышца 오훼완근
(Большая грудная мышца) 흉근
(Большая грудная мышца) Верхний отдел 쇄골상부
(Большая грудная мышца) Нижний отдел 흉근하부
Широчайшая мышца спины 활배근
Межреберные мышцы 늑간근
Внешние косые мышцы живота 외복사근
(Квадрицепс) 사두근
Прямая мышца бедра 대퇴직근
Летеральная широкая мышца бедра 외광근
Медиальная широкая мышца бедра 내광근

근육관련 명칭 2

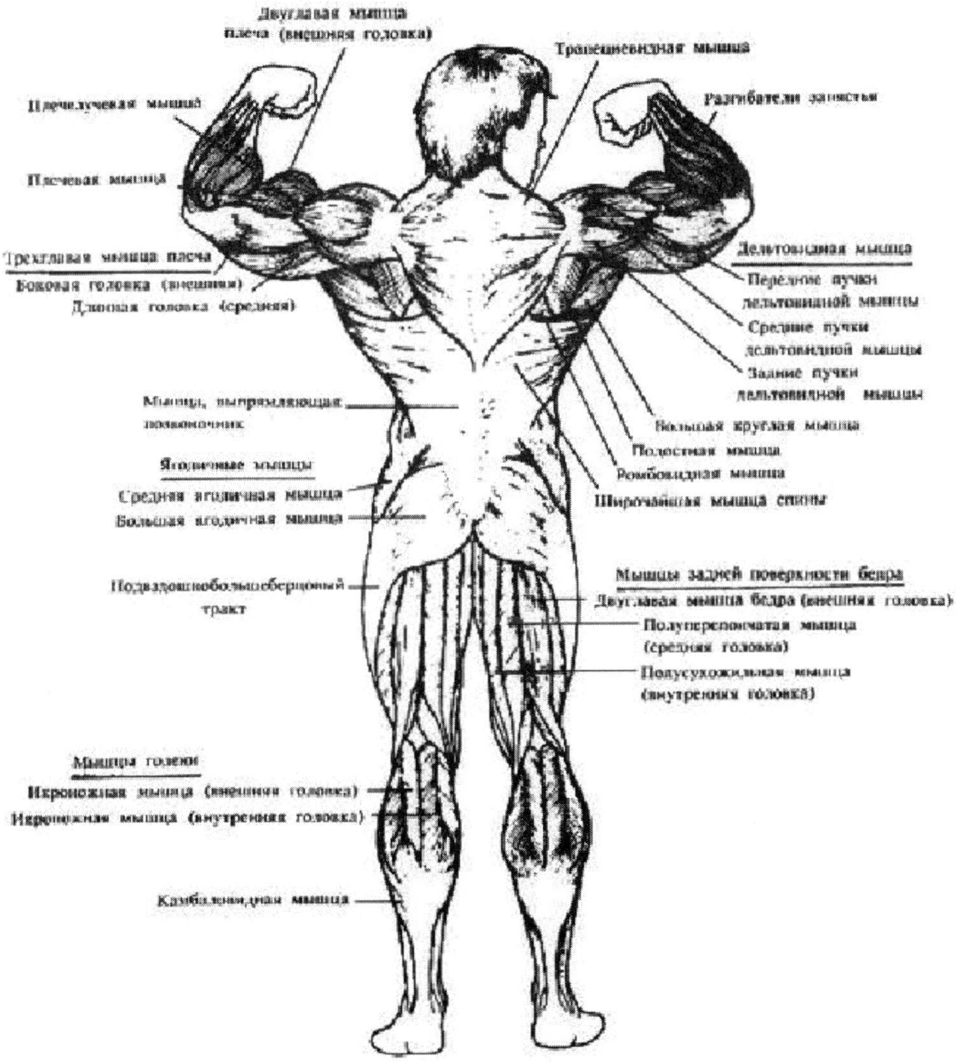

Плечевая мышца 상완요골근
Трапециевидная мышца 승모근
(Дельтовидная мышца) 삼각근
(Дельтовидная мышца) Передняя головка 앞삼각근
(Дельтовидная мышца) Средняя головка 중앙삼각근
(Дельтовидная мышца) Задняя головка 후부삼각근
Большая круглая мышца 대원근
Подостная мышца 극하근

Ромбовидная мышца 능형근
Двуглавая мышца бедра 대퇴이두근
Полуперепончатая мышца 반막양근
Полусухожильная мышца 반건양근
Мышцы-разгибатели позвоночника 척추발기근
Ягодичные мышцы 둔근
Подвздошно-поясничная мышца 장경골인대
Икроножная мышца(внешняя головка) 장딴지
Икроножкая мышца (внутренняя головка) 비복근
Камбаловидная мышца 슬와근

심장관련 명칭

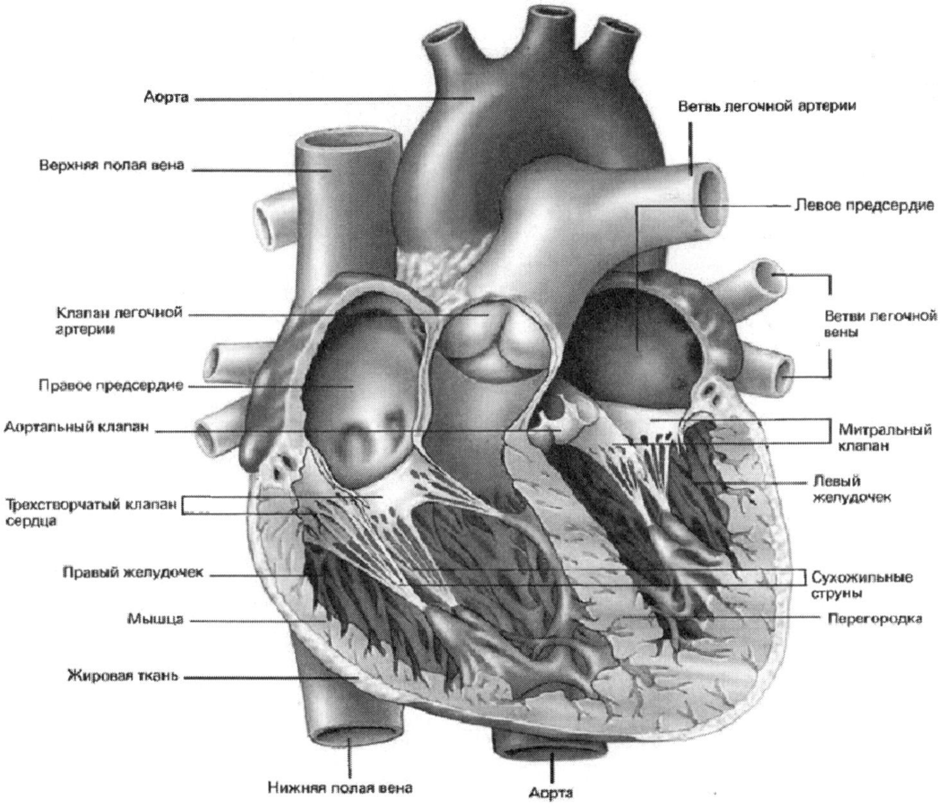

Аорта 대동맥
Верхняя полая вена 상대정맥
Клапан легочной артерии 폐동맥 판막
Правое предсердие 우심방
Аортальный клапан 대동맥판막
Трехстворчатый клапан сердца 삼첨판 판막
Правый желудочек 우심실
Жировая ткань 지방조직
Нижняя полая вена 하대정맥
Ветвь легочной артерии 폐동맥
Левое предсердие 좌심방
Ветви легочной вены 우 폐정맥
Митральный клапан 승모판
Левый желудочек 좌심실
Сухожильные струны 삼첨판 섬유륜

여성 생식기관 관련 명칭 1

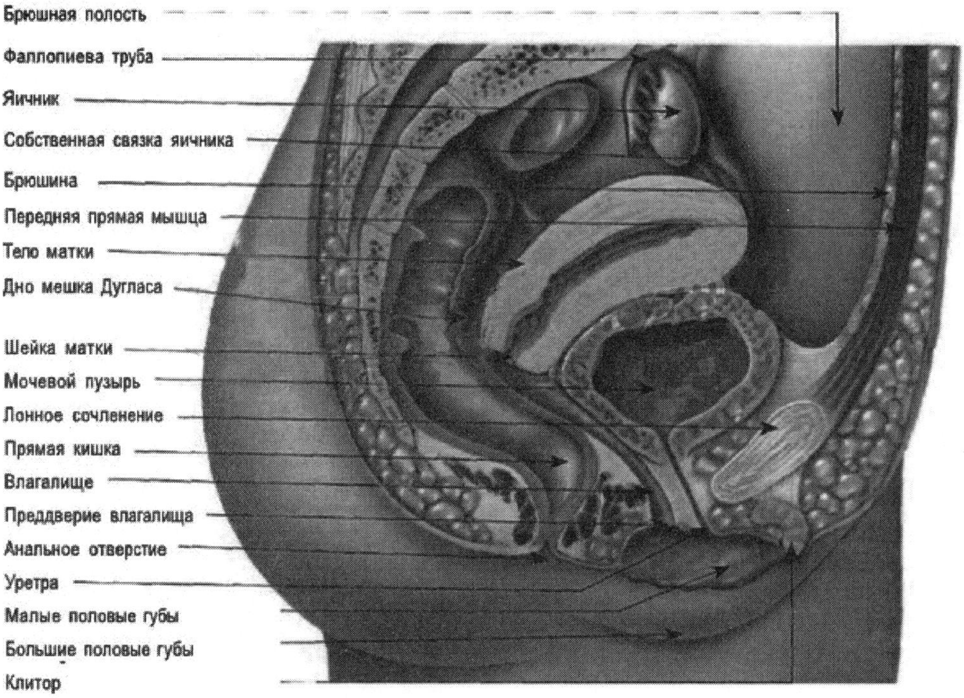

Брюшная полость 복강
Фаллопиева труба 나팔관
Яичник 난소
Собственная связка яичника 고유난소인대
Брюшина 복막
Передняя прямая мышца 전면직근
Тело матки 자궁체부
Дно мешка Дугласа 직장자궁주머니
Шейка матки 자궁경부
Мочевой пузырь 방광
Лонное сочленение 치골결합
Прямая кишка 직장
Влагалище 질
Преддверие влагалища 질입구
Анальное отверстие 항문
Уретра 요도
Малые половые губы 소음순
Большие половые губы 대음순
Клитор 음핵

여성 생기기관 관련 명칭 2

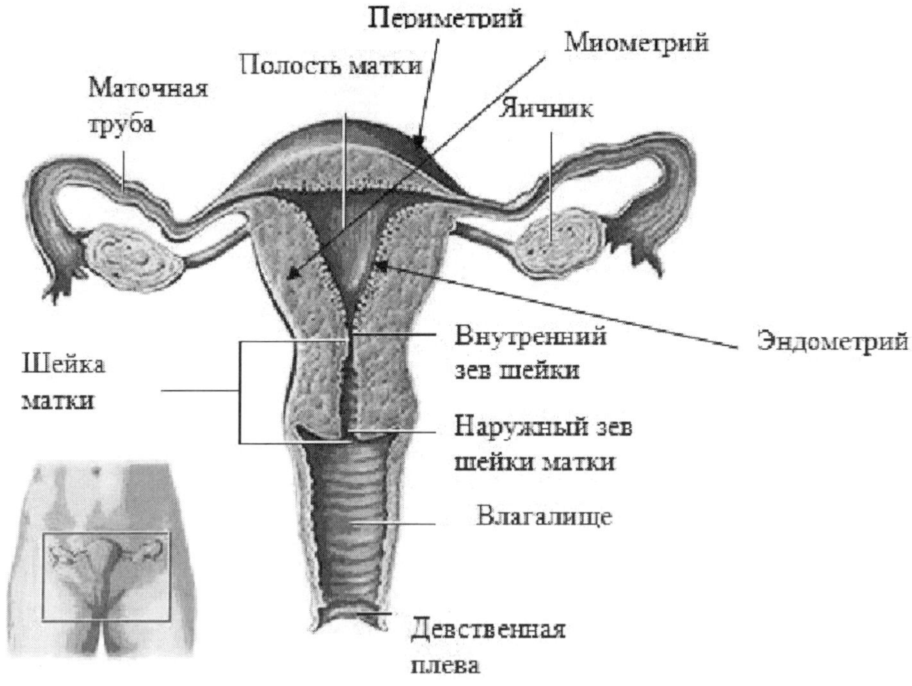

Маточная труба 난관
Полость матки 자궁체부
Периметрий 자궁저부
Миометрий 자궁근
Эндометрий 자궁내막
Внутренний зев шейки 자궁내개구부
Наружный зев шейки матки 자궁경관
Влагалище 질
Девственная плева 처녀막

척추관련 명칭

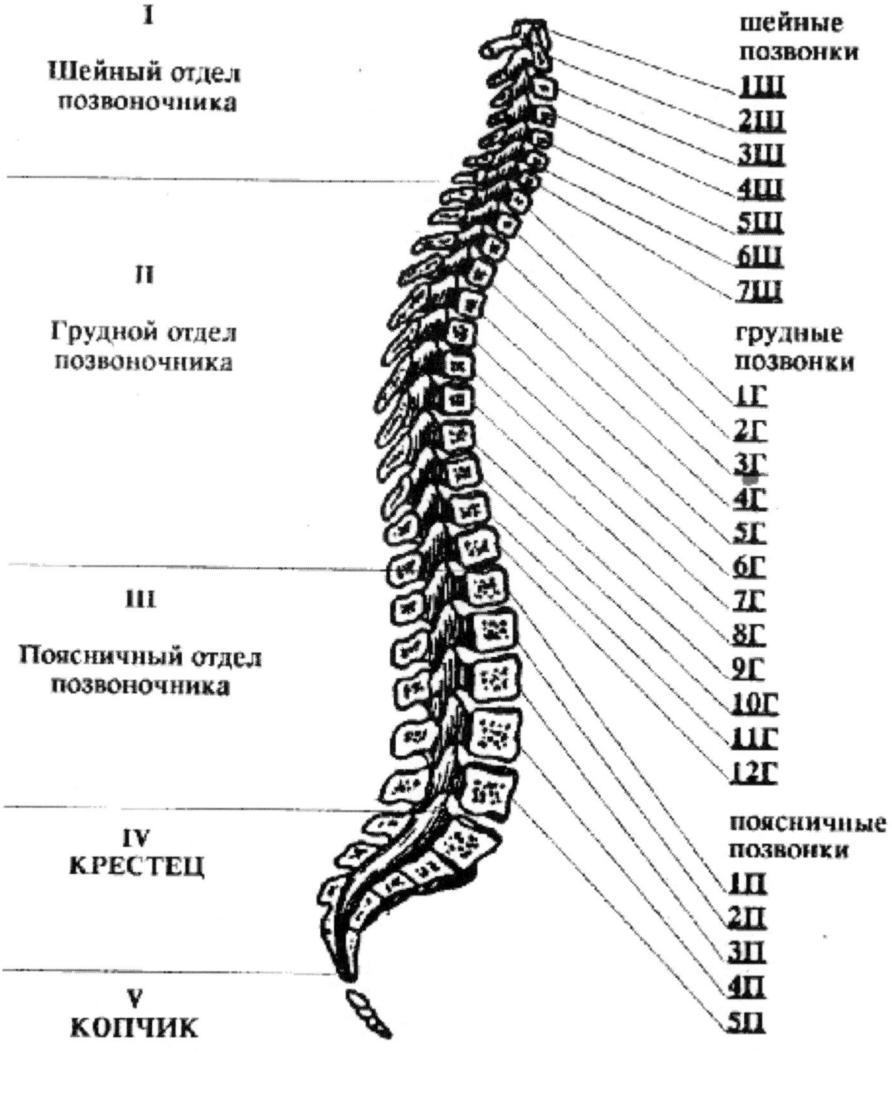

Позвоночный столб 척추
Шейный отдел позвоночника 경추
Грудной отдел позвоночника 흉추
Поясничный отдел позвоночника 요추
Крестец 천골
Копчик 미골

김상현

상트페테르부르그국립대 박사
전) 동북아자치단체연합사무국 러시아전문위원
계명대학교 러시아학과 출강
현) 대구대학교 러시아어러시아학과 출강

러시아어 부분 감수
유가이 나탈리야

타쉬켄트 간호대 졸업
타쉬켄트 국립 의대 가정의학과 졸업
카자흐스탄 알마티 내과의사 근무
우즈베키스탄 보건소 내과, 소아과 의사 근무
현) 동산의료원 의료통역 및 코디네이터

의료관광 실무 러시아어

현직 간호사들을 위한 러시아어 가이드북

초판 발행 _ 2015년 8월 30일

저　　자 · 김 상 현
발 행 인 · 정 현 걸
발　　행 · 신 아 사
인　　쇄 · 예지인쇄
출판등록 · 1956년 1월 5일 (제9-52호)
주　　소 · 서울특별시 은평구 통일로 59길 4
전　　화 · 02)382-6411 · 팩스 02)382-6401
홈페이지 · www.shinasa.co.kr
E-MAIL · shinasa@daum.net

ISBN 978-89-8396-907-1 (93790)

정가 *14,000*원